エキスパートが教える

輸液・栄養剤

滋賀医科大学
医学部附属病院栄養治療部
佐々木雅也
［監修］

選択の考え方

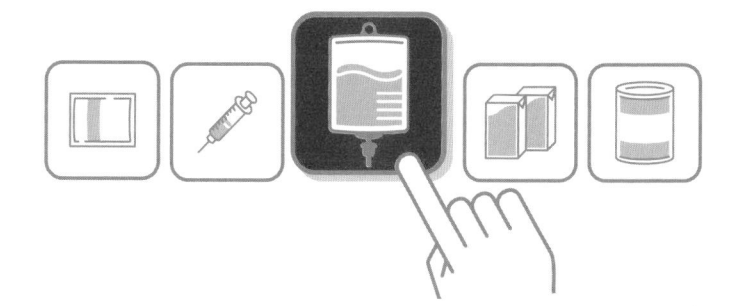

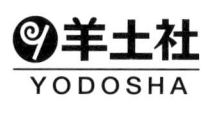

羊土社
YODOSHA

謹告

　本書に記載されている診断法・治療法に関しては，発行時点における最新の情報に基づき，正確を期するよう，著者ならびに出版社はそれぞれ最善の努力を払っております．しかし，医学，医療の進歩により，記載された内容が正確かつ完全ではなくなる場合もございます．

　したがって，実際の診断法・治療法で，熟知していない，あるいは汎用されていない新薬をはじめとする医薬品の使用，検査の実施および判読にあたっては，まず医薬品添付文書や機器および試薬の説明書で確認され，また診療技術に関しては十分考慮されたうえで，常に細心の注意を払われるようお願いいたします．

　本書記載の診断法・治療法・医薬品・検査法・疾患への適応などが，その後の医学研究ならびに医療の進歩により本書発行後に変更された場合，その診断法・治療法・医薬品・検査法・疾患への適応などによる不測の事故に対して，著者ならびに出版社はその責を負いかねますのでご了承ください．

序

　栄養治療が，すべての患者の基本的医療であることが広く認識されるようになり，栄養サポートチーム（nutrition support team：NST）は全国1,600以上の病院で稼動しています．この組織横断的なチーム医療としての活動は，院内のみならず，地域連携として在宅医療にも広がりを見せています．また，担当医のみならず，管理栄養士や薬剤師が，それぞれ担当する病棟の患者の栄養管理にかかわることは日常的な業務となっています．さらに，特定行為研修を修了した看護師はPICCを挿入し，輸液の管理にもかかわるようになってきました．このように，臨床の現場では，さまざまな形で栄養治療が実践されるようになっています．

　滋賀医科大学医学部附属病院では，2003年に全科型NSTが稼働し，これまで約7,000例の栄養管理にかかわってきました．NST活動のなかで，間接熱量計でエネルギー消費量を実測し，エネルギー必要量を算出するといった手法も用いてきました．このような経験から得られた成果は，何かの形で他施設の先生方にも活用していただきたいと考えていました．

　そのようななかで，今回，滋賀医科大学医学部附属病院NSTが，実際にどのように静脈栄養の製剤，経腸栄養剤を選択し，活用しているのかを書籍にまとめることを羊土社から提案いただきました．医師，薬剤師，管理栄養士が，分担して執筆し，滋賀医科大学医学部附属病院NSTとして提案できる静脈栄養・経腸栄養のプランを解説しました．理論的な概説のみならず，具体的な処方例も加えて解説しているのが本書の特徴です．是非，さまざまな症例における処方例を参考にし，栄養管理計画の設定にご利用いただければと思います．また，われわれの処方例をベースとして，それぞれの施設でオリジナルの処方例を作成していただくのもよいでしょう．

　ポケット版で，白衣にも入れられ，持ち歩きにも便利な形にしあげました．病院や在宅での栄養管理にご活用いただければ幸いです．

2020年2月
滋賀医科大学医学部看護学科基礎看護学講座（生化・栄養）教授
滋賀医科大学医学部附属病院栄養治療部 部長
佐々木雅也

エキスパートが教える
輸液・栄養剤選択の考え方
メディカルスタッフが知りたかった『なぜ?』

目次

第3部　ピットフォールの避け方・考え方

静脈栄養におけるピットフォールと対策

経腸栄養におけるピットフォールと対策

付 録

第1部
輸液・栄養剤の
種類と選び方

1. 投与経路選択

1. 栄養療法選択の基本

　栄養療法は低栄養，過栄養を対象に実施されるが，経腸栄養や静脈栄養は主に**低栄養状態の患者や今後，低栄養に陥る可能性が高い患者**を対象として実施する.

　7日以上，経口摂取が困難な場合や経口摂取のみではエネルギー必要量の60％以下の摂取量となる状態が10日以上持続することが予測される場合に栄養療法を考慮する.

2. 経腸栄養

　栄養療法の第一選択は（静脈栄養ではなく）経腸栄養である. 静脈栄養は経腸栄養が不可能または不十分な場合に選択される. 嚥下可能であれば経口摂取を行うが，嚥下が不可の場合短期間

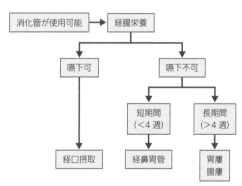

図1 ● 経腸栄養での投与経路の選択

（＜4週間）であれば経鼻胃管，長期間（＞4週）が見込まれる場合は胃瘻や腸瘻などのルートからの経腸栄養を考慮する（図1）．

1）経鼻胃管

経鼻胃管には**可能な限り細径（5〜12 Fr）で生体適合性の高いポリウレタンやシリコン製の材質のカテーテル**を選択する．サンプチューブなどの塩化ビニル製のチューブはドレナージ用であり，フィーディングチューブとして不適である．塩化ビニル製のチューブは長期留置により消化液と反応して硬化し穿孔を起こしかねない．

誤嚥のリスクが低ければ経鼻胃管による胃内投与が第一選択であるが，胃食道逆流や誤嚥のリスクがある場合などは**幽門後アクセスにより十二指腸もしくは空腸に投与**する．

2）胃瘻

胃瘻は腹壁を介して胃内に直接カテーテルを留置する方法である．**経皮内視鏡的胃瘻造設術**（percutaneous endoscopic gastrostomy：PEG）**が低侵襲で胃瘻造設の第一選択**である．胃術後，腹水症例などでは内視鏡的に胃瘻造設が困難となるため，外科的に胃瘻もしくは空腸瘻造設や経皮経食道胃管挿入術（percutaneous transesophageal gastro-tubing：PTEG）が選択される．

3）腸瘻

腸瘻は直接空腸に栄養剤が投与されるため，経胃投与のような**間欠投与は不可であり，経腸栄養用のポンプの使用が必要**である．

3. 静脈栄養

静脈栄養は消化管の機能障害などで経腸栄養が不可能もしくは不十分な場合に選択される．静脈栄養は，腸閉塞，短腸症候群，ハイアウトプットの腸管皮膚瘻，慢性偽性腸閉塞症などで適応となる．特に腸管不全，すなわち腸管機能が著しく損なわれ恒常性を維持できなくなった場合には長期間の静脈栄養が必要となる．腸管不全は大きく，短腸症候群と腸管運動機能障害に大別される．

また，中等度または重度の栄養障害患者において経口・経腸栄養が不十分な場合，入院後24〜72時間以内に補完的静脈栄養（supplemental parenteral nutrition：SPN）を開始する．

1) 末梢静脈栄養

比較的短期間（1週間以内）の経過で経口摂取が可能と見込まれる場合は末梢静脈からの静脈栄養を考慮する（図2）．末梢静脈栄養法（peripheral parenteral nutrition：PPN）には末梢静脈路，主に前腕の静脈を用いる．

カテーテル敗血症が少なく，挿入時の合併症が少ない，コストが安いなど簡便に施行できる．しかし，**静脈炎をきたしやすいため，PPN施行時には穿刺部位や輸液製剤の選択などを慎重に行う．**

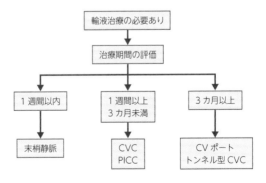

図2 ● 静脈栄養での投与経路の選択
CVC：中心静脈カテーテル，CVポート：中心静脈ポート

2) PICCと中心静脈カテーテル

　近年，末梢挿入型中心静脈カテーテル（peripherally inserted central venous catheter：PICC）の普及に伴い，中心静脈栄養法（total parenteral nutrition：TPN）の導入が容易になっている．**1週間以上の静脈栄養が見込まれる場合は中心静脈カテーテルもしくはPICCを導入する**（図2）．

　PICCは末梢静脈留置針と比較して静脈炎や血管外漏出のリスクを低減し，中心静脈カテーテルと比較して挿入時の合併症やカテーテル感染のリスクが低減できるとされる．しかし，挿入時にはリアルタイムエコーガイド下に上腕静脈（主に尺側皮静脈）を穿刺する必要がある．しかし，エコーを用いた穿刺手技には慣れが必要であり，**習熟しない状態でのエコーガイド下穿刺は逆に危険である．**

　一般的な中心静脈カテーテルを挿入するかそれともPICCを挿入するかについてはメリットデメリットを勘案して決定する必要がある．中心静脈カテーテルにはシングルルーメンからクワッドルーメンまでのマルチルーメンの選択が可能であるが，PICCはダブルルーメンまでの選択肢となる．ルーメン数は増えれば増えるだけカテーテル感染のリスクが増大するため，必要最小限とする．また，PICCはカテーテル長が長いためカテコラミン製剤などの循環器用薬の投与には向かない．

column 中心静脈カテーテルの穿刺部位

　中心静脈カテーテルの穿刺部位には鎖骨下静脈，内頸静脈，大腿静脈などがある．カテーテル留置後は鎖骨下静脈が固定しやすく扱いやすい一方で，穿刺時に気胸のリスクが最も高い．大腿静脈は感染のリスクが最も高く，血栓症の懸念もあり，穿刺は容易であるがなるべく避ける．

　内頸静脈は穿刺が容易で気胸のリスクもないが頸部のため安定性が悪い．

3) 中心静脈ポートとトンネル型中心静脈カテーテル

　3カ月以上の静脈栄養，もしくは在宅静脈栄養（home par-enteral nutrition：HPN）が必要な場合は中心静脈ポートもしくはトンネル型中心静脈カテーテルを考慮する．トンネル型中心静脈カテーテルでは皮下トンネルを作成し，ダクロンカフは皮下トンネル出口の2cmの位置に留置する．ダクロンカフが皮下で線維性に癒着し，カテーテルの事故抜去を予防するためだけでなく，カテーテル刺入部からのカテーテル感染症を防ぐことが期待されている．

中心静脈ポートは中心静脈カテーテルを皮下に埋め込んだポートに接続して用いる．ポート部分にはセプタムというシリコーン製の穿刺部分があり，この部分をHuber針という専用針で穿刺して使用する．トンネル型中心静脈カテーテルもしくは中心静脈ポートの選択に関しては患者と相談して決めるが，中心静脈ポートはアクセスの際に穿刺の痛みを伴うが，入浴の際には特別なドレッシングを必要としないというメリットがある．また，24時間持続点滴が必要な場合は中心静脈ポートよりもトンネル型中心静脈カテーテルが望ましいと考える．

文献

1）「一般社団法人日本静脈経腸栄養学会 静脈経腸栄養テキストブック」（一般社団法人日本静脈経腸栄養学会/編），南江堂，2017

column BroviacカテーテルとHickmanカテーテル

　トンネル型中心静脈カテーテルはBroviacカテーテルもしくはHickmanカテーテルとよばれる．内径が1.0mmのBroviacカテーテルがまず開発され，カテーテルからの血液採取を目的に内径が1.6mmのHickmanカテーテルが開発された．本邦ではシングルルーメンのトンネル型中心静脈カテーテルはBroviacカテーテル，ダブルもしくはトリプルルーメンのトンネル型中心静脈カテーテルとしてHickmanカテーテルが主に使用されている．

2. 輸液の種類と選択

1. 体液分布と輸液の目的

　成人男性の体内の水分含有率はおよそ60%程度とされている．高齢者ではそれよりも少なく，小児では70%程度と成人と比較して多い．**人体の水分は細胞外液：細胞内液＝1：2の割合**で分布している．さらに細胞外液は**循環血液：組織間液＝1：3の割合**で分布している．血管内に存在する各種成分（赤血球，白血球などの血球成分，アルブミン，NaやKなどの電解質）は，生体膜やトランスポーターの性質に従って，それぞれの領域に分布している．

---

column

輸液の定義

　輸液剤の定義は日本薬局方では「①静脈内投与する，通例，100mL以上の注射剤，②主として，水分補給，電解質補正，栄養補給などの目的で投与されるが，持続注入による治療を目的に他の注射剤と混合して用いることがある」と規定されている．また，輸液製剤協議会では臨床現場の実状を踏まえて，「50 mL以上の注射剤であって水・電解質異常の是正・維持または，経口摂取が不能あるいは不良なときのエネルギー代謝，蛋白代謝の維持を目的とした製剤．また，それらとは別に，薬剤投与のための溶解・希釈剤として用いられる場合がある」としている．そのため，体液管理や栄養管理以外を目的とする薬剤のなかにも輸液として捉えている薬剤があるのが実際である．

●輸液療法の３つの目的

輸液療法は，その目的から以下の３つに大別される（**表１**）．

表１ ● 輸液の目的

体液管理	水・電解質の補給，補正 循環血液量の維持 酸・塩基平衡異常の是正	ソルデム®3A ヴィーン®D ラクテック®
栄養管理	エネルギー源の補給 体構成成分の補給 ビタミン，微量元素の補給	ピーエヌツイン® アミニック® イントラリポス®
その他	薬剤投与ルートの確保 特殊病態の治療	低分子デキストラン マンニットール ディプリバン®

- 体液管理目的の輸液では水や電解質を補給し，循環血液量を維持する．さらには，生体の機能維持のために重要な酸・塩基を是正する
- 栄養管理目的の輸液では，生命活動に必要な各種栄養素を補給する
- その他の目的には，救急患者に対して薬剤投与ルートの確保を目的とする場合や，持続注入する鎮静剤，抗菌薬，脳浮腫軽減の濃グリセリン製剤の投与などがあげられる

2. 輸液の使い分け

　輸液の種類を表2に示す．実際に患者に投与する際に，「体液管理だけ，栄養管理だけ」を目的として輸液を投与している状況は少なく，両方の目的で投与する場合がほとんどである．しかし，生体の恒常性（ホメオスタシス）の観点から，急性期では電解質やpHを是正することが優先され，輸液療法が長期にわたる場合では，患者の体格や病態を考慮した栄養管理に重点を置くことになる．

表2 ● 輸液の種類

●細胞外液補充液	●高カロリー輸液用
●開始液（1号液）	基本液：糖・電解質
●脱水補給液（2号液）	キット：糖・電解質・アミノ酸
●維持液（3号液）	：糖・電解質・アミノ酸・脂肪乳剤
●糖質輸液（5〜70％）	：糖・電解質・アミノ酸・総合ビタミン
●アミノ酸輸液	：糖・電解質・アミノ酸・総合ビタミン・
●脂肪乳剤	微量元素
●高濃度糖加維持液	●その他
●ビタミンB$_1$・低濃度糖加アミノ酸液	グリセオール，低分子デキストラン，
	マンニットールなど

1）体液管理を重視した選択

　現在，販売されている輸液のなかで最もNa濃度が高い輸液は生理食塩液（Na：154 mEq/L）であり，最もNa濃度の低い輸液が5％ブドウ糖液（Na：0 mEq/L）である．生体にはNa以外にも種々の電解質が存在し，輸液ごとに多少の差異はみられるが，これらのNa濃度の間に細胞外液補充液，開始液，脱水補給液，維持液，術後回復液が存在する．

■ 細胞外液補充液（Na：130〜154 mEq/L）

　細胞外液補充を目的とした比較的Na濃度が高い輸液である．より血漿組成に近づけた輸液がリンゲル液である．外傷や侵襲，代謝障害時に陥りやすいアシドーシスを是正する目的として，アルカリ化作用をもつ成分を配合した乳酸リンゲル液，酢酸リンゲル液，重炭酸リンゲル液が販売されている．エネルギー補給を目的として糖質を含んだ輸液も存在する．

■ 開始液【1号液】(Na：77〜90 mEq/L)

　生理食塩液の約1/2のNa濃度の組成である．Kを配合していない輸液であり，**腎不全や心不全，病態が不明な緊急時**に適している．

■ 脱水補給液【2号液】(Na：60〜84 mEq/L)

　開始液とほぼ同等かやや少なくNa濃度が設定された組成である．Kを配合している輸液であり，**下痢などのK喪失を伴う病態**に対して効果的に外液成分を補給できる輸液である．

■ 維持液【3号液】(Na：35〜50 mEq/L)

　生理食塩液の約1/3〜1/4のNa濃度に設計されている製剤である．**中長期的な輸液管理の点でバランスのよい電解質組成**になっているため維持液と呼ばれている．低濃度糖加アミノ酸液（いわゆる末梢静脈からでも投与可能な栄養輸液）や高カロリー輸液用キット製剤（TPN用キット製剤）に含まれている電解質の組成もこの維持液をベースとしている．したがって，輸液のピットフォールを理解するうえで，維持液の組成を理解することはきわめて重要である．

■ 術後回復液【4号液】(Na：30 mEq/L)

　生理食塩液の約1/5程度のNa濃度の製剤である．維持液と同様に細胞外液，細胞内液ともに補給できる組成であるが，Kを含んでいない製剤であるため，**K負荷を避けたい病態**に適した輸液である．

---

column Na濃度

　さまざまな輸液の違いを理解する際に最も重要な項目として「Na濃度」がある．血液検査では，血清Na値として135〜145 mEq/Lが正常範囲とされているが，血管内に投与する輸液は，Na濃度がこの値に近いほど細胞外に留まりやすいという特徴がある．逆に投与する輸液がこの数値から離れていると，細胞外液だけでなく，細胞内液へも分布していくことになる．

2) 栄養管理を重視した選択

　体液管理目的の観点では，維持液相当がバランスがよいと述べたものの，**維持液を1,500～2,000 mL投与しても投与エネルギーは300～400 kcal程度にしかならない**．そのため，維持液には糖濃度を高めた高濃度糖加維持液やアミノ酸を加えた低濃度糖加アミノ酸液がある．これらの輸液に脂肪乳剤を追加することではじめて栄養管理と呼ぶにふさわしい「末梢静脈栄養法（PPN）」が可能となる．しかしながら，臨床的には，1,000～1,300 kcal程度の投与が限界である．末梢静脈では中心静脈と比べて血管が細く，血流量が少ないため，投与できる輸液の浸透圧に制限が生じるためである．

　一方，中心静脈栄養法（TPN）を行う際に使用する輸液として高カロリー輸液用基本液（TPN基本液），高カロリー輸液用キット製剤がある．

---

column　高カロリー輸液用キット製剤のメリット・デメリット

　高カロリー輸液基本液・キット製剤ともに体液管理目的に使われる維持液に相当する電解質組成が配合されている．キット製剤のメリットとして，衛生面に優れることや利便性などがあげられるが，一方で処方が画一化されてしまうことや，特定の電解質を除外することができないなどのデメリットがある．患者の病態に応じてキット製剤をやめて高濃度ブドウ糖液と各種アミノ酸製剤を組合わせて中心静脈栄養処方を設計していくことはNST（nutrition support team：栄養サポートチーム）の重要な役割の1つである．

■ 高カロリー輸液基本液

　高濃度の糖質液と電解質輸液を含んでいる製剤である．メーカーごとに複数の規格がある輸液が多く，体格や病態に応じて使い分けが可能である．使用する際には，**病態に応じたアミノ酸輸液と高カロリー輸液用総合ビタミン製剤，高カロリー輸液用微量元素製剤を投与することが基本**となる．

■ 高カロリー輸液用キット製剤

　高カロリー輸液用キット製剤には，糖・電解質・アミノ酸液をベースとして脂肪乳剤が含まれている製剤，ビタミンが含まれている製剤，ビタミン・微量元素が含まれている製剤がある．いずれも液量が異なる製品や1，2，3号などの規格違いの製品がある．

■ 糖質輸液

　5～70％までのさまざまな濃度の糖質輸液がある．グルコースを使用している製品が輸液全体の大部分を占めているが，フルクトースやキシリトールを使用している製剤やグルコース，フルクトース，キシリトールを一定の割合で配合した製剤（GFX製剤）がある．また，浸透圧軽減および急激な血糖上昇リスク低減を目的として，二糖類のマルトースを配合している製剤がある．グルコース以外の糖質も中間反応を経て，解糖系へ動員される．

■ アミノ酸輸液

　アミノ酸輸液は，その目的から高濃度アミノ酸輸液，腎不全用，肝不全用，新生児用に大別される．アミノ酸組成は，鶏卵または人乳の必須アミノ酸パターンに準拠したFAO/WHO（国際連合食糧農業機関／世界保健機関）基準の製剤とBCAA（分岐鎖アミノ酸）を強化したTEO（アミノ酸輸液検討会）基準の2種類がある．TEO基準は，FAO/WHO基準と比較してE/N比（必須アミノ酸／非必須アミノ酸）が高くなっており，BCAA含有量も多い．高カロリー輸液キット製剤に含まれているアミノ酸輸液は，FAO/WHOかTEOのいずれかの基準に準拠した組成となっている．腎不全用は，病態によるアミノ酸制限に伴う

アミノ酸インバランスを是正するために，E/N比を高く設定し，BCAA含有量を高く設定している．肝不全用は，病態によるFischer比の低下に対してAAA（芳香族アミノ酸）含有量を低くし，BCAA含有量を多くすることでFischer比を高くした製剤である．新生児用は，新生児において過剰となりやすいアミノ酸量を減らし，胆汁うっ滞を防ぐためにタウリンを配合している製剤である．

■ 脂肪乳剤

本邦で使用できる脂肪乳剤は，大豆油を原料とした製剤である．10%製剤と20%製剤があり，それぞれ補給できるエネルギーが異なっている．添加物として等張化剤が含まれているため，浸透圧比は1である．そのため**他の輸液と併用することで血管への負荷軽減が期待できる**うえ，効果的なカロリー供給源として使用できるだけでなく，相対的に投与する糖質の量を減らすことができる．また，必須脂肪酸の投与を目的として経口摂取や経腸栄養剤が使用できない患者では，積極的に投与することが望ましい．

3. まとめ

さまざまな輸液の使い分けを図に示す．輸液療法を理解するためには，**輸液の目的を理解し，その全体像を俯瞰し，投与している患者の変化を観察すること**が重要である．

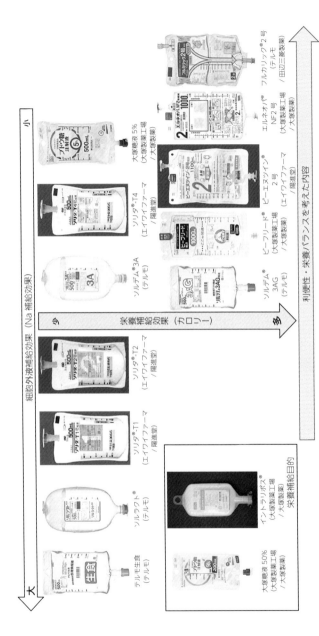

図 ● 輸液の使い分け

3. 中心静脈栄養法（TPN）

1. 基本的な考え方

- できるだけキット製剤を使用する
- キット製剤が使用できない場合は，各成分を混合する
- 禁忌でない限り脂肪乳剤を投与する
- ブドウ糖と脂肪乳剤は投与速度に注意する

1）できるだけキット製剤を使用する

　中心静脈栄養法（total parental nutrition：TPN）ではキット製剤には大きなメリット（感染リスクや異物混入リスクの低減，薬剤入れ忘れの防止，在宅への移行の容易さなど）があるため，**使用可能な場合はキット製剤を選択する**.

2）キット製剤が使用できない場合

　病態に応じたアミノ酸輸液を選択し（**表1**），ブドウ糖，電解質，微量元素，ビタミンを混合する．腎不全は，透析導入前と透析導入後でアミノ酸輸液の変更が必要である．目標エネルギー量，アミノ酸量，水分量などを充足し，**NPC/N比が適切な範囲**（通常150〜200，腎不全300〜500）になるように調整する．この場合，薬剤部に依頼しクリーンベンチを用いて無菌調製する．

3) 禁忌でない限り脂肪乳剤を投与する

　必須脂肪酸欠乏，肝機能障害や脂肪肝の予防のために，禁忌でない限り脂肪乳剤を投与する．脂肪乳剤は中心静脈ルートの側管から投与可能である．0.1g/kg/時以下の速度とし，1日1.0g/kg以上の投与は避ける．

4) 投与速度に注意する

　ブドウ糖の投与速度は，**通常5 mg/kg/分以下，侵襲時は4 mg/kg/分以下**とする．**体重が軽い患者や，日中または夜間のみに間欠投与を行う際は，この基準を超えてしまうことがある**ので注意する．脂肪乳剤を投与することで，ブドウ糖の投与量を減らすことが可能である．

表1 ● 病態によるTPN製剤の選択

病態	アミノ酸	ブドウ糖	電解質	微量元素	ビタミン	脂肪乳剤
下記以外の病態	キット製剤を使用する．製剤により，微量元素，ビタミン，脂肪乳剤の追加が必要である			○	○	○
高電解質血症	総合アミノ酸	○	必要な電解質のみ補充	○	○	○
腎不全（透析導入前）	腎不全用	○	高カリウム，高リン血症に注意し，必要な電解質のみ補充	○	○	○
腎不全（透析導入後）	総合アミノ酸	○	適宜補充	○	○	○
肝性脳症	肝不全用	○	適宜補充	○	○	重篤な肝障害では禁忌
3歳以下	新生児用	○	適宜補充	成人の1/2量[1]	年齢，体重により減量[1]	○

○：混合または併用が必要

2. TPN で使用する製剤の種類と使い分け

1) TPN 用キット製剤（表2, 3）

　　ビタミンや微量元素を含まないキット製剤も市販されている．**医師のオーダーミスにより，ビタミンや微量元素を含まないまま投与される危険性もあるので注意する．**

　　キット製剤に含まれるビタミンや微量元素は，全量投与で必要量を充足するように設計されているため，全量投与以下では不足が起こる可能性がある．

TPN 用キット製剤には高濃度のブドウ糖が含まれるため，漸増，漸減を行わないと，高血糖や反跳性低血糖が発生する．開始する際は，ブドウ糖濃度の低いものから選択し，数日かけて目標とする処方にする．終了する際は，段階的にブドウ糖濃度の低いものへ移行し終了する．

キット製剤の相違点

- フルカリック® とネオパレン® は，Zn 以外の微量元素が含まれていない
- ワンパル® は濃縮製剤であり，水分制限が必要な患者に使用する
- エルネオパ®，ワンパル® とフルカリック® では，ビタミンの組成が異なる
- エルネオパ®，ワンパル® と TPN 用微量元素製剤では Fe の含有量が異なる
- エルネオパ®，ワンパル® と TPN 用総合ビタミン剤では組成が異なる

表2 ● TPN用キット製剤の比較表

	単位容積あたりのブドウ糖及びアミノ酸量, ミキシッド®のみ単位容積あたりのブドウ糖及び脂肪量			組成	追加が必要な成分
	低い ⟹ 高い				
通常用	エルネオパ®NF 1号(大塚製薬工場)	エルネオパ®NF 2号(大塚製薬工場)		ブドウ糖 アミノ酸 電解質 ビタミン 微量元素	脂肪乳剤
	フルカリック® 1号(テルモ)	フルカリック® 2号(テルモ)	フルカリック® 3号(テルモ)	ブドウ糖 アミノ酸 電解質 ビタミン	微量元素 脂肪乳剤
	ネオパレン® 1号(大塚製薬工場)	ネオパレン® 2号(大塚製薬工場)		ブドウ糖 アミノ酸 電解質 ビタミン	微量元素 脂肪乳剤
	ピーエヌツイン®-1号(エイワイファーマ)	ピーエヌツイン®-2号(エイワイファーマ)	ピーエヌツイン®-3号(エイワイファーマ)	ブドウ糖 アミノ酸 電解質	ビタミン 微量元素 脂肪乳剤
	ミキシッド®L(大塚製薬工場)	ミキシッド®H(大塚製薬工場)		ブドウ糖 アミノ酸 電解質 脂肪	ビタミン 微量元素
水分制限用	ワンパル® 1号(エイワイファーマ)	ワンパル® 2号(エイワイファーマ)		ブドウ糖 アミノ酸 電解質 ビタミン 微量元素	脂肪乳剤

エキスパートが教える輸液・栄養剤選択の考え方

表3 ● TPN用キット製剤一覧

製剤名	会社名	容量 (mL)	写真	総遊離アミノ酸 (g/容量)	総熱量 (kcal/容量)
ピーエヌツイン®1号輸液	エイワイファーマ	1,000		20	560
ピーエヌツイン®2号輸液		1,100		30	840
ピーエヌツイン®3号輸液		1,200		40	1,160
フルカリック®1号輸液	テルモ	**903** 1,354.5		20	560
フルカリック®2号輸液		**1,003** 1,504.5		30	820
フルカリック®3号輸液		1,103		40	1,160
ネオパレン®1号輸液	大塚製薬工場	**1,000** 1,500 2,000		20	560
ネオパレン®2号輸液		**1,000** 1,500 2,000		30	820
エルネオパ®NF1号輸液	大塚製薬工場	**1,000** 1,500 2,000		20	560
エルネオパ®NF2号輸液		**1,000** 1,500 2,000		30	820
ワンパル®1号輸液	エイワイファーマ	**800** 1,200		20	560
ワンパル®2号輸液		**800** 1,200		30	820
ミキシッド®L輸液	大塚製薬工場	900		30	700
ミキシッド®H輸液		900		30	900

複数の容量がある場合は太字の容量あたり
各写真はメーカーより許可を得て掲載
文献2を参考に作成，含有成分の詳細は付録も参照

2) TPN基本液（表4）

　　TPN基本液は，ブドウ糖と電解質のみを混合した製剤である．医師がビタミンや微量元素も含まれたキット製剤と間違えてオーダーする可能性もあるので注意する．

> ### 選択の考え方と使用上のポイント
> ● ハイカリック®RFは腎不全用で，ブドウ糖濃度が50％と高く，KとPを含まないため，水分制限が必要で高カリウム，高リン血症のリスクのある患者に適している
> ● リハビックス®は小児用で，15歳までの小児に使用する．Na，Kの含量が他剤に比べて低い

表4 ● TPN基本液一覧

製剤名	会社名	容量 (mL)	糖濃度 (%)	熱量 (kcal/ 容量)	備考
ハイカリック®液-1号	テルモ	700	17.1	480	NaClを含まない
ハイカリック®液-2号			25	700	
ハイカリック®液-3号			32.7	1,000	
ハイカリック®NC-L輸液	テルモ	700	17.1	480	
ハイカリック®NC-N輸液			25	700	
ハイカリック®NC-H輸液			32.7	1,000	
ハイカリック®RF輸液	テルモ	250 **500** 1,000	50	1,000	腎不全用K，Pを含まない．ブドウ糖濃度50％で水分制限しやすい
カロナリー®L輸液	扶桑薬品工業	700	17.1	480	
カロナリー®M輸液			25	700	
カロナリー®H輸液			35.7	1,000	
リハビックス®K1号輸液	エイワイファーマ	500	17	340	小児用
リハビックス®K1号輸液			21	420	

複数の容量がある場合は太字の容量あたり
文献2を参考に作成，含有成分の詳細は付録も参照

3) アミノ酸輸液 (表5)

　アミノ酸輸液は病態に応じて選択する．高電解質血症（高カリウム血症，高ナトリウム血症など）では，総合アミノ酸輸液を選択する．腎不全（透析導入前）では腎不全用アミノ酸輸液，腎不全（透析導入後）では総合アミノ酸輸液，肝性脳症では肝不全用アミノ酸輸液を選択する．**肝不全用アミノ酸輸液は「肝不全に使用するアミノ酸」ではなく，「肝性脳症を改善する治療薬」**である．肝性脳症がなければ，総合アミノ酸輸液に変更し，漫然と長期投与しないように注意する．プレアミン®-P注射液は新生児用で，3歳以下の幼児に使用する（**表1**も参照のこと）．

　実際の使用に関しては本稿最後の処方例も参考にしてほしい．

表5 ● アミノ酸輸液一覧

総合アミノ酸	
・アミニック®輸液 ・アミパレン®輸液 ・アミゼット®B輸液	・プロテアミン®12注射液 ・モリプロン®F輸液
腎不全用	
・ネオアミユー®輸液	・キドミン®輸液
肝不全用	
・アミノレバン®点滴静注 ・モリヘパミン®点滴静注	・テルフィス®点滴静注
新生児用（3歳以下）	
・プレアミン®-P注射液	

文献2を参考に作成，含有成分の詳細は付録も参照

4) TPN用総合ビタミン剤（表6）

ビタミンを含まないキット製剤や，キット製剤を使用せずに混合調整を行う際には必ず1日1個投与する．

表6 ● TPN用総合ビタミン剤一覧

製剤一覧
・ビタジェクト® 注キット
・マルタミン® 注射用
・オーツカMV注

文献2を参考に作成，含有成分の詳細は付録も参照

5) TPN用微量元素製剤（表7）

微量元素を含まないキット製剤を使うときや，キット製剤を使用せずに混合調整を行う際には必ず1日1個投与する．鉄については**長期投与により蓄積のリスク**がある．**定期的にフェリチン濃度などを測定し，鉄過剰の兆候があれば投与量を減らすことも考慮**する．

表7 ● TPN用微量元素製剤一覧

製剤一覧	
・エレメンミック® 注キット	・メドレニック® 注シリンジ
・エレジェクト® 注シリンジ	・ボルビックス® 注
・ミネラリン® 注	・ボルビサール® 注
・メドレニック® 注シリンジ	

文献2を参考に作成，含有成分の詳細は付録も参照

6) 脂肪乳剤（表8）

脂肪乳剤には10％と20％の2種類の濃度がある．いずれも浸透圧比が1であるため，末梢静脈から投与可能である．中心静脈から投与する場合は，側管から，中心静脈輸液本体と同時に投与できる．

20％製剤は，エネルギー密度（単位容積あたりのエネルギー量）が高いため，心不全などの水分制限が必要な病態では積極的に利用すべきである．

表8● 脂肪乳剤一覧

製剤一覧
・イントラリポス® 輸液10%   ・イントラリポス® 輸液20%

文献2を参考に作成，含有成分の詳細は付録も参照

3. TPNの処方例

　TPN用キット製剤を使用できない病態における処方の要点を以下にあげる.

- 高電解質輸液：高ナトリウム血症や高カリウム血症など. 必要な電解質は適宜補充する
- 腎不全（透析導入前）：腎不全用アミノ酸を使用する
- 腎不全（透析導入後）：総合アミノ酸を使用する
- 肝性脳症：肝不全用アミノ酸を使用する

● 処方例　高電解質血症

体重50 kgの場合：1,500 kcal/日，50 g/日のアミノ酸投与を目標とすると

処方パラメータ	
エネルギー量	1,560 kcal
投与輸液量※	1,155 mL
ブドウ糖	291 g
アミノ酸	49 g
脂肪	20 g
NPC/N比	185

```
Rp.1
大塚糖液50%　200 mL/袋　　　　　　　　　　3袋
アミニック®輸液　200 mL/袋　　　　　　　　2.5袋
エレジェクト®注シリンジ　2 mL/キット　　　1キット
ビタジェクト®注キットA液5 mL/B液5 mL 1キット
→
中心静脈カテーテル本管より45 mL/時で24時間投与
（合計1,112 mLのうち，1,080 mL分を投与）
Rp.2
イントラリポス®輸液20%　100 mL/袋　　　　1袋
→
中心静脈カテーテル側管より25mL/時で全量投与
```

※20%脂肪乳剤の水分含有率は約75%とする

処方のポイント

- 糖，アミノ酸，脂肪，ビタミン，微量元素を含めて処方を設計する
- ブドウ糖の投与速度は，5.0 mg/kg/分以下であり適正である
- 電解質はアミニック®輸液に含まれている分のみであり，必要分は適宜補充する
- アミニック®輸液は侵襲下に適した組成であり，BCAA比率が35.9%と高い
- 脂肪乳剤の投与速度は，0.1 g/kg/時以下とする

● 処方例 腎不全（透析導入前）

体重50 kgの場合：1,400 kcal/日，40 g/日のアミノ酸投与を目標とすると

Rp.1
ハイカリック®RF輸液 500 mL/袋 　　　　　1袋
ネオアミユー®輸液 200 mL/袋 　　　　　　3袋
エレジェクト®注シリンジ 2 mL/キット 　　1キット
ビタジェクト®注キットA液5 mL/B液5 mL 1キット
→
中心静脈カテーテル本管より45 mL/時で24時間投与
（合計1,112ｍＬのうち，1,080ｍＬ分を投与）

Rp.2
イントラリポス®輸液20% 100 mL/袋 　　　　1袋
→
中心静脈カテーテル側管より25mL/時で全量投与

処方パラメータ	
エネルギー量	1,309 kcal
投与輸液量※	1,155 mL
ブドウ糖	243 g
アミノ酸	34 g
脂肪	20 g
NPC/N比	248

※20%脂肪乳剤の水分含有率
は約75%とする

処方のポイント

- 糖，アミノ酸，脂肪，ビタミン，微量元素を含めて処方を設計する
- ネオアミユー®輸液は，たんぱく制限が必要な透析導入前の腎不全に使用する
- NPC/N比は248と通常病態よりも高めに設定する

● 処方例　腎不全（透析導入後）

体重 50 kg の場合：1,400 kcal/ 日，60 g/ 日のアミノ酸投与を目標とすると

Rp.1	
ハイカリック® RF 輸液　500 mL/ 袋	1 袋
アミニック® 輸液　200 mL/ 袋	3 袋
エレジェクト® 注シリンジ　2 mL/ キット　1 キット	
ビタジェクト® 注キット A 液 5 mL/B 液 5 mL 1 キット	
→	
中心静脈カテーテル本管より 45 mL/ 時で 24 時間投与	
（合計 1,112 ｍ L のうち，1,080 ｍ L 分を投与）	
Rp.2	
イントラリポス® 輸液 20%　100 mL/ 袋	1 袋
→	
中心静脈カテーテル側管より 25mL/ 時で全量投与	

処方パラメータ	
エネルギー量	1,405 kcal
投与輸液量※	1,155 mL
ブドウ糖	243 g
アミノ酸	58 g
脂肪	20 g
NPC/N 比	132

※ 20% 脂肪乳剤の水分含有率
は約 75% とする

処方のポイント

- 糖，アミノ酸，脂肪，ビタミン，微量元素を含めて処方を設計する
- ハイカリック® RF 輸液は，P，K を含まない
- 透析によるたんぱく質の損失を考慮して，適宜必要量を補充する
- NPC/N 比は通常と通常病態と同様で差し支えないが，透析間での尿素窒素の蓄積による有害事象に注意する

● 処方例　肝性脳症

体重 50 kg の場合：1,200 kcal/日，40 g/日のアミノ酸投与を目標とすると

Rp.1	
ハイカリック®NC-H輸液　700 mL/袋	1袋
アミノレバン®輸液　500 mL/袋	1袋
エレジェクト®注シリンジ　2 mL/キット	1キット
ビタジェクト®注キットA液5 mL/B液5 mL	1キット

→
中心静脈カテーテル本管より 50 mL/時で24時間投与
（合計 1,212 ｍL のうち，1,200 mL 分を投与）

処方パラメータ	
エネルギー量	1,149 kcal
投与輸液量[※]	1,200 mL
ブドウ糖	248 g
アミノ酸	40 g
脂肪	–
NPC/N比	164

※ 20%脂肪乳剤の水分含有率
は約75%とする

処方のポイント

- 糖，アミノ酸，ビタミン，微量元素を含めて処方を設計する
- ハイカリック®NC-H輸液は糖と電解質を含んだTPN基本液である
- アミノレバン®はFischer比が高く設計されており，肝不全によるアミノ酸インバランスを是正する
- 脂肪乳剤は重篤な肝障害では禁忌であるため，必要最低限の使用とし，特に緩徐に投与する

文献

1）曹 英樹：小児の栄養管理における静脈栄養の意義と実態．日本静脈栄養学会雑誌．33：831-834，2018
2）「メディカルスタッフのための栄養療法ハンドブック　改訂第2版」（佐々木雅也／編），南江堂，2019

4. 末梢静脈栄養法（PPN）

1. 末梢静脈栄養法の主な適応

　末梢静脈栄養法（PPN）は，比較的栄養状態が良好な患者に対して，2週間以内を目安に短期間の栄養状態の維持を目的として，末梢静脈から輸液を投与する栄養法である．主に適応となる病態を**表1**に示す．

表1 ● 末梢静脈栄養の適応となる病態

1. 栄養状態が比較的良好で，一時的に経口摂取ができない場合
・周術期　　・意識障害時
2. 経腸栄養法を実施しているが，十分量でない場合
・嚥下訓練中　　・化学療法に伴う消化管障害時
3. 中心静脈カテーテルの留置が困難な場合
4. その他
・中心静脈栄養の導入期　　・静脈栄養の離脱時期　　・終末期

2. 基本的な考え方

> PPNは，末梢静脈から投与可能な浸透圧の比較的低い輸液を用いて栄養管理を行う方法である．末梢血管はアクセスルートの確保が容易であり，中心静脈カテーテル留置時と比較して合併症リスクが高くないことから，多くの患者で使用されている．

PPNで用いられる血管は，中心静脈栄養法（TPN）で用いる血管と比べて細く，血流量が少ないため投与できる輸液の浸透圧に制限を受ける．輸液の浸透圧は生理食塩液との比で表され，**PPNとして安全に投与できる輸液の浸透圧比は約3（浸透圧800 ~ 1,000 mOsm/kg H_2O）**までとされている．浸透圧は輸液に含まれる糖，アミノ酸，電解質の量によって規定されるため**混合された輸液を投与する場合には注意**すべきである．さらに投与される血管の脆弱性は年齢や病態による影響を受けるため，若年者では問題のない輸液の組成であっても，**小児や高齢者に投与する場合は十分な観察が必要**である．

3. PPN に用いる輸液

PPNでは，高カロリー輸液基本液（TPN基本液）や高カロリー輸液用キット製剤（TPN用キット製剤）以外の輸液を用いて処方設計が行われる．臨床現場では，**ブドウ糖液，アミノ酸輸液，電解質輸液を組合わせて投与する場合**と，**末梢静脈栄養輸液を投与する場合**がある．末梢静脈栄養輸液には，維持液（3号液）を基本組成としてアミノ酸加糖電解質輸液とビタミン B_1 含有アミノ酸加糖電解質輸液がある（**表2**）．

末梢静脈栄養輸液の特徴
- 糖・アミノ酸，電解質を含んだ利便性の高い製剤である
- 末梢静脈から投与可能な浸透圧（浸透圧比：3）に設定されている
- 糖代謝に必須のビタミン B_1，微量元素のZnを含有している
- アミノ酸含有量が27 ~ 30 g/Lと比較的多い

表2●ビタミン B₁ 含有アミノ酸加糖電解質輸液

製品名 （会社名）	ビーフリード®輸液 （大塚製薬工場／大塚製薬）	パレプラス®輸液 （エイワイファーマ／陽進堂）
写真		
容量（mL）	500/1,000	500/1,000
糖濃度（%）	7.5	7.5
アミノ酸量（g/L）	30	30
熱量（kcal/L）	420	420
NPC/N比	64	64
ビタミン B₁（mg/L）	1.92	3.81
電解質組成	3号液に相当する電解質組成	

写真は各メーカより許可を得て掲載

4. PPN 施行時の注意点（図）

PPN では，多くの場合経口摂取や経腸栄養を施行しているため，PPN と合わせて必要栄養量に対してどの程度充足している

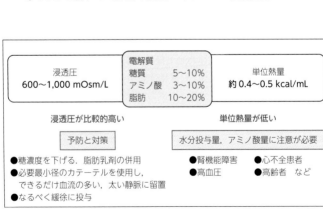

図●PPN 施行時の注意点

のかを確認する必要がある．充足率によっては，PPNからの投与量を減じたり，早期にTPNへの移行を検討するべきである．その際，「点滴の投与期間が2週間以内だからPPNで様子を見よう」という安易な考えになってはいけない．消化器病変の病態悪化や高齢者の経口摂取量低下に伴う入院患者の場合は，入院時にすでに栄養不良が存在していることを念頭において，栄養状態の悪化を防ぐための手段を講じるべきである．

また，末梢血管から投与するPPNはTPNと比較して糖濃度が低く設計されている．そのため，栄養投与量が多くなると，必然的に水分投与量が多くなってしまう．**心不全患者や高齢者での水分負荷**には注意を払わなければならない．脂肪乳剤を併用し効果的にエネルギー補給を行うことが大切である．アミノ酸は27〜30 g/Lと多く，NPC/N比（非タンパク質エネルギー/窒素比）はきわめて低い．腎不全患者への投与だけでなく，腎機能に問題がない患者でも**アミノ酸過剰による腎前性高窒素血症に注意**する．必要に応じて，腎不全用アミノ酸製剤を用いたPPN処方に変更すべきである．

PPNのチェックポイント

- 経口摂取や経腸栄養と併用している場合は投与量をチェックする
- 2週間以内という期間は必ずしもPPNの適応ではない
- 水分やアミノ酸の過量投与に注意する

5. PPN の処方例

1) 栄養補給を中心に考え，キット製剤を使用した処方例

●75歳　女性　身長150 cm　体重42 kg　の場合

Rp.1	
ビーフリード®輸液　1,000 mL/袋	2袋
→	
末梢静脈カテーテル本管より80 mL/時で24時間投与 （合計2,000 mLのうち，1,920 mL分を投与）	
Rp.2	
イントラリポス®輸液20%　100 mL/袋	1袋
→	
末梢静脈カテーテル側管より20 mL/時で全量投与	

処方パラメータ	
エネルギー量	1,006 kcal
投与輸液量※	1,995 mL
ブドウ糖	144 g
アミノ酸	58 g
脂肪	20 g
NPC/N比	86

※20%脂肪乳剤の水分含有率
は約75%とする

処方のポイント

- 末梢静脈からでも投与できる栄養輸液処方である
- 脂肪乳剤を併用し，効果的にエネルギー補給を行う
- 電解質組成は維持液ベースであり，汎用性が高い
- 患者の体格によってはアミノ酸量が多くなるので注意する
- 側管から脂肪乳剤を投与することで，血管痛のリスクが低下する

2) Kを入れたくない処方例

● **85歳　男性　身長160 cm　体重53 kg　の場合**

Rp.1	
10％ブドウ糖液　500 mL/袋	2袋
KN1号輸液　500 mL/袋	1袋
ビタメジン® 静注用	1バイアル

末梢静脈カテーテル本管より60 mL/時で24時間投与
（合計1,500 mLのうち，1,440 mL分を投与）

Rp.2	
アミニック® 輸液　200 mL/袋	2袋

末梢静脈カテーテル側管より100 mL/時で24時間投与

Rp.3	
イントラリポス® 輸液20％　250 mL/袋	1袋

末梢静脈カテーテル側管より20～25 mL/時で全量投与

処方パラメータ	
エネルギー量	1,092 kcal
投与輸液量※	2,028 mL
ブドウ糖	108 g
アミノ酸	40 g
脂肪	50 g
NPC/N比	153

※20％脂肪乳剤の水分含有率
は約75％とする

処方のポイント

● 脂肪乳剤を併用し，効果的にエネルギー補給を行う
● 特定の電解質を入れたくない場合は，糖質輸液，アミノ酸輸液
　で設計する
● 開始液（1号液），術後回復液（4号液）はKが含まれていない

3) アミノ酸組成，Na濃度を考慮した処方例

●68歳　女性　身長155 cm　体重50 kg　の場合

Rp.1	
10％ブドウ糖液　500 mL/袋	2袋
キドミン®輸液　200 mL/袋	3袋
ソルデム®3AG輸液　200 mL/袋	2袋
塩化Na補正液2.5mEq/mL　20 mL/管	2管
ビタメジン®静注用	1バイアル
→	
末梢静脈カテーテル本管より80 mL/時で24時間投与 (合計2,040 mLのうち，1,920 mL分を投与)	
Rp.2	
イントラリポス®輸液20％　100 mL/袋	2袋
→	
末梢静脈カテーテル側管より25 mL/時で全量投与	

処方パラメータ	
エネルギー量	1,052 kcal
投与輸液量※	2,070 mL
ブドウ糖	122 g
アミノ酸	41 g
脂肪	40 g
NPC/N比	157

※20%脂肪乳剤の水分含有率は約75%とする

処方のポイント

- 脂肪乳剤を併用して，効果的にエネルギー補給を行う
- 腎不全用アミノ酸輸液を使用してアミノ酸量を調節する
- 3号液に塩化Na補正液を加えて電解質バランスを調節する

5. 経腸栄養法（EN）

1. はじめに

　経腸栄養剤（食品扱いの濃厚流動食を含む）には多くの種類があり，組成や濃度，粘度もさまざまである．**経腸栄養剤の組成上の特徴を正しく理解し，適切に選択することにより，十分な栄養効果が得られる**．ここでは，経腸栄養剤の種類と特徴，さらに選択のポイントについて解説する．

2. 経腸栄養剤の種類と適応

　経腸栄養剤は，原材料から天然濃厚流動食と人工濃厚流動食に分けられるが，現在使用されている製剤のほとんどが人工濃厚流動食である．天然濃厚流動食は，はちみつなどの自然食品が含まれている．

　人工濃厚流動食は，成分栄養剤（elemental diet：ED），消化態栄養剤（oligomeric formula），半消化態栄養剤（polymeric formula）に分類される（表1）．

表1 ● 経腸栄養剤の種類と特徴

	人工濃厚流動食			自然濃厚流動食
	成分栄養剤	消化態栄養剤	半消化態栄養剤	
糖質	デキストリン	デキストリン	デキストリンなど	粉飴, はちみつなど
たんぱく質	結晶アミノ酸	ジペプチド トリペプチド	ペプチド たんぱく加水分解物	大豆たんぱく 乳たんぱくなど
脂肪	少ない	なし~多い	多い	多い
特徴	すべての構成成分が化学的に明らか	窒素源がペプチド	化学的に固定できない成分も含まれる	天然の食材を使用
消化機能	不要	一部要	一部要	要
吸収機能	要	要	要	要
残渣	なし	少量 ◄ ━━━━━━━━━ ► 多量		
適応	クローン病 周術期 消化吸収障害 急性膵炎など	消化吸収障害 周術期など	消化吸収機能が正常な場合	消化吸収機能が正常な場合
その他	水溶性 食物繊維を含まない 医薬品	水溶性 食物繊維を含まない 医薬品/食品	水溶性 食物繊維添加製剤あり 医薬品/食品	粘稠 食品
投与経路	経鼻経管 胃瘻・腸瘻 経口	経鼻経管 胃瘻・腸瘻 経口	経鼻経管 胃瘻・腸瘻 経口	胃瘻・腸瘻 経口
投与方法	持続投与	持続投与	持続投与・間欠投与	間欠投与
栄養チューブサイズ	5 Fr	8 Fr	8 Fr~12 Fr	12 Fr以上

文献1より改変して転載

1）成分栄養剤

　成分栄養剤は，成分化学的に明確であり，窒素源がアミノ酸である．糖質はデキストリンからなる．また脂質として大豆油を含むが，全エネルギー比の1.5〜8.1％ときわめて低脂肪である．また食物繊維を含まず，低残渣である．

　エレンタール®，エレンタール®P，ヘパンED®の3製剤が該当し，いずれも医薬品である（**表2**）．

表2 ● 成分栄養剤の組成

区分	成分栄養剤		
製品名	エレンタール®	エレンタール® P	ヘパンED®
会社名	EAファーマ	EAファーマ	EAファーマ
主原料	結晶アミノ酸 （17種類）， デキストリン， 大豆油	結晶アミノ酸 （18種類）， デキストリン， 大豆油	結晶アミノ酸 （14種類）， デキストリン， 大豆油 （肝不全用）
たんぱく質（g）	4.4	3.1	3.6
糖質（g）	21.1	19.9	19.9
脂質（g）	0.17	0.9	0.9

100 kcalあたり

選択のポイント

成人に用いる成分栄養剤はエレンタール®とヘパンED®である．
ヘパンED®は肝不全用であり，病態別経腸栄養剤に該当する．
エレンタール®Pは小児用経腸栄養剤であり，2歳までが対象となる．アミノ酸の組成は母乳が基本となっており，またシステインを含有する．一方，フェニールケトン尿症などのアミノ酸代謝異常には禁忌とされている．

エレンタール®の適応となる病態・疾患

- クローン病の寛解導入療法，寛解維持療法
- 短腸症候群や膵外分泌不全などの吸収不良症候群
- 重症急性膵炎の早期経腸栄養
- リンパ管拡張などのタンパク漏出性胃腸症
- 重度の蛋白アレルギー

2) 消化態栄養剤

　消化態栄養剤の窒素源はジペプチド，トリペプチドなどのペプチドが主体であり，たんぱく質を含まない．**ジペプチドやトリペプチドはアミノ酸に比べて吸収が速い**という特徴がある．**またペプチド輸送系は腸粘膜の障害時や絶食中にも吸収機能が保持される**ことが確認されており，消化態栄養剤の大きな利点である．

　医薬品の消化態栄養剤はツインライン®NFのみである．食品の消化態流動食には，ペプチーノ®，ペプタメン®インテンス，ペプタメン®AF，ペプタメン®スタンダードがある（表3）．

表3 ● 消化態栄養剤・消化態流動食の組成

区分 製品名	消化態栄養剤 ツインライン®NF	消化態流動食（食品扱い） ペプチーノ®	ペプタメン® インテンス	ペプタメン®AF	ペプタメン® スタンダード
会社名	大塚製薬工場	テルモ	ネスレ日本	ネスレ日本	ネスレ日本
主原料	乳たんぱく加水分解物，L-メチオニン，L-トリプトファン	低分子ペプチド（乳清加水分解物）	乳清たんぱく分解物	乳清たんぱく分解物	乳清たんぱく分解物
	マルトデキストリン，トリカプリリン，サフラワー油	デキストリン	デキストリン，中鎖脂肪酸油，大豆油，精製魚油	デキストリン，中鎖脂肪酸油，大豆油，精製魚油	デキストリン，中鎖脂肪酸油，ナタネ油
たんぱく質（g）	4.1	3.6	9.2	6.3	3.5
糖質（g）	14.7	21.4	7.5	8.8	12.5
脂質（g）	2.8	0	3.7	4.4	4.0

100 kcal あたり

選択のポイント

- ツインライン®，ペプタメン® インテンス，ペプタメン® AF，ペプタメン® スタンダードには必要量の脂肪が含まれており，脂肪乳剤を併用する必要はない
- ペプチーノ® は無脂肪であり，脂肪乳剤の併用は欠かせない

適応となる病態・疾患

- 吸収不良症候群
- クローン病
- 周術期
- 重症急性膵炎
- 長期絶食後の経腸栄養導入時
- 腸瘻による経腸栄養

3) 半消化態栄養剤

半消化態栄養剤の窒素源はたんぱく質であり，脂肪も必要量が含まれている．

食品の半消化態栄養剤は約200種類が市販されているが，医薬品の半消化態栄養剤は，エンシュア・リキッド®，エンシュア®・H，ラコール®，エネーボ®，イノラス®，アミノレバン®ENの6製剤のみである（表4）．

表4● 医薬品の半消化態栄養剤の組成

製品名		エンシュア・リキッド®	エンシュア®・H	エネーボ®	ラコール®NF	イノラス®	アミノレバン®EN
会社名		アボット	アボット	アボット	大塚製薬工場	大塚製薬工場	大塚製薬工場
性状（容量）		液状（250/500 mL）	液状（250 mL）	液状（250 mL）	液状（200/400 mL）	液状（187.5 mL）	粉末（50 g）
エネルギー		1 kcal/mL	1.5 kcal/mL	1.2 kcal/mL	1 kcal/mL	1.6 kcal/mL	210 kcal（50g）
主成分	糖質	デキストリン，精製白糖 13.7 g（54.5）	デキストリン，精製白糖 13.7 g（54.5）	デキストリン，精製白糖フラクトオリゴ糖 13.2 g（53.0）	マルトデキストリン，精製白糖 15.62 g（62.4）	部分加水分解デンプン 13.26 g（55.0）	デキストリン 14.79 g（59.2）
	たんぱく質	カゼイン，分離大豆たんぱく 3.5 g（14.0）	カゼイン，分離大豆たんぱく 3.5 g（14.0）	カゼイン，乳清たんぱく分離大豆たんぱく 4.5 g（18.0）	乳カゼイン，分離大豆たんぱく 4.38 g（17.5）	濃縮乳たんぱく質，ガゼインナトリウム 4.0 g（16.0）	アミノ酸，カゼインナトリウム，ゼラチン加水分離物 1.67 g（15.1）
	脂質	コーン油，大豆リン脂質 3.5 g（31.5）	コーン油，大豆リン脂質 3.5 g（31.5）	高オレイン酸ヒマワリ油ナタネ油，魚油 3.2 g（29.0）	トリカプリリン，シソ油 2.23 g（20.1）	トリカプリリン，コーン油，シソ油，魚油 3.22 g（29.0）	コメ油，ゼラチン加水分離物 1.67 g（15.1）
	繊維	–	–	難消化性デキストリン大豆多糖類 1.6 g	–	イヌリン 1.77 g	

100 kcalあたり，（ ）はエネルギー比

選択のポイント

- エンシュア・リキッド®, エンシュア®・H, ラコール®NF, イノラス®, エネーボ® は標準的組成である
- エネーボ® とイノラス® は食物繊維を含有している
- アミノレバン®EN は肝不全用の製剤であり, 病態別経腸栄養剤に相当する

適応となる病態・疾患

消化・吸収機能に異常がない場合は, 半消化態栄養剤が第一選択である.

- 脳血管障害や神経疾患
- 頭頸部腫瘍や食道がんによる嚥下障害や通過障害

3. 病態別経腸栄養剤の種類と特徴

　各種病態に適した経腸栄養剤が市販されている．これらは，たんぱく質，炭水化物，脂質のバランスや質などが通常の経腸栄養剤と異なり，添加される栄養素にも特徴がある．

1) 肝疾患用の経腸栄養剤

　ヘパンED®（成分栄養剤：医薬品）アミノレバン®EN（半消化態栄養剤：医薬品），ヘパス®（半消化態栄養剤：食品）が該当する（表5）．

表5 ● 肝不全用経腸栄養剤

栄養剤名		薬剤		食品
		ヘパンED®	アミノレバン®EN	ヘパス®
会社名		EAファーマ	大塚製薬工場 / 大塚製薬	クリニコ
kcal/容器		310	213	200
g/100 kcal	たんぱく	3.6	6.4	3.3
	脂質	0.9	1.7	3.4
	糖質	19.9	14.8	14.1
Fischer比		61	38	12
特徴		Arg，亜鉛強化	たんぱく質高含有	ω3脂肪酸・亜鉛強化 食物繊維・オリゴ糖

写真は各メーカーより許可を得て掲載

　いずれも，**分岐鎖アミノ酸**（branched chain amino acid：BCAA）を豊富に含有し，Fischer比は，ヘパンED® が61，アミノレバン®EN が38，ヘパス® が12と高い．肝不全で生じるアミノ酸バランスの乱れを是正し，肝性脳症の改善効果を有しており，**就寝前補食療法**（late evening snack：LES）として用いても有用である．

2) 腎不全に用いる経腸栄養剤

　明治リーナレン®LPと明治リーナレン®MP（半消化態栄養剤：食品），レナウェル®Aとレナウェル®3（半消化態栄養剤：食品），レナジーbit®とレナジーU®（半消化態栄養剤：食品）の3シリーズがある．

　いずれも水分やKやNa，P，Mgなどの電解質，ビタミンA含有量などが制限されている．透析前の腎不全保存期と透析後では，たんぱく質の必要量が大きく異なるため，いずれのシリーズでもたんぱく質含有量の異なる2製品が市販されている（**表6**）．

> **選択のポイント**
> - 臨床的には，透析をしているか，透析をしていないかで二者択一するのではなく，個々の病態や腎機能からたんぱく質の必要量を算出し，2製品を組合わせて用いる

表6● 腎不全用経腸栄養剤

栄養剤名	明治リーナレン		レナウェル	
	LP	MP	A	3
会社名	明治	明治	テルモ	テルモ
kcal/mL	1.6	1.6	1.6	1.6
g/100 kcal たんぱく	1	3.5	0.4	1.5
脂質	2.8	2.8	4.5	4.5
糖質	17.5	15.0	14.7	13.5
NPC/N	614	157	1,676	400
Na (mg /100 kcal)	30	60	30	30
K (mg /100 kcal)	30	30	10	10
P (mg /100 kcal)	20	35	10	10

栄養剤名	レナジー	
	bit	U
会社名	クリニコ	クリニコ
kcal/mL	1.2	1.5
g/100 kcal たんぱく	0.6	3.25
脂質	2.8	2.8
糖質	18.1	15.2
NPC/N	1,017	167
Na (mg /100 kcal)	30	115
K (mg /100 kcal)	0〜6.7	78
P (mg /100 kcal)	3.3〜10	40

写真は各メーカーより許可を得て掲載

3) 耐糖能異常に用いる経腸栄養剤

耐糖能異常症例に用いる経腸栄養剤には，脂質の割合を多くして糖質の割合を少なくした栄養剤，緩徐に吸収される糖質を用いることによって血糖上昇を抑制する栄養剤などがある（表7）.

前者の代表的なものはグルセルナ®-REXである．グルセルナ®-REXは脂質の含有量がエネルギー比で49％と高い．その分，炭水化物の割合が34％と少なく，血糖が上昇しにくい．脂質として一価不飽和脂肪酸（MUFA）が強化されている.

後者は，パラチノースや分岐鎖デキストリン，タピオカデキストリンなど，緩徐に吸収される糖質を含有する栄養剤であり，明治インスロー®，タピオン® α，アイソカル® グルコパル®TF，ディムス® などが該当する.

表7 ● 糖代謝異常に用いる経腸栄養剤

グルセルナ®-REX	タピオン® α	明治インスロー®	アイソカル® グルコパル® TF	ディムス®
アボット	テルモ	明治	ネスレ	クリニコ
エネルギー比 たんぱく質 17％ 脂質 50％ 炭水化物 33％	エネルギー比 たんぱく質 16％ 脂質 41％ 炭水化物 44％	エネルギー比 たんぱく質 20％ 脂質 29.7％ 炭水化物 50.3％	エネルギー比 たんぱく質 14.4％ 脂質 40.5％ 炭水化物 45.1％	エネルギー比 たんぱく質 16％ 脂質 25％ 炭水化物 59％
・BCAAを強化 ・糖質にイソマルツロース，難消化性デキストリン，ノラクトオリゴ糖を含む ・一価不飽和脂肪酸（MUFA）を特に多く含む	・タピオカデキストリンが用いられている ・高MUFA構成	・糖質の主体としてパラチノースを配合 ・MUFAを多く含有 ・ミネラル（クロム）を多く含有	・糖質にパラチノースとタピオカデキストリンを含む ・食物繊維を3種類（グアーガム分解物，アカシアガム，イヌリン）とフラクトオリゴ糖を配合 ・アルギニン含有	・食物繊維を強化し，難消化性デキストリンを配合 ・ビタミンB₁，ビタミンC，ビタミンEを強化 ・EPA，DHAを含有 ・カルニチンを配合

写真は各メーカーより許可を得て掲載

4) 慢性呼吸不全に用いる経腸栄養剤

慢性閉塞性肺疾患（chronic obstructive pulmonary disease：COPD）に用いる経腸栄養剤としてプルモケア®-EX（半消化態栄養剤：食品）があり（**表8**），脂質のエネルギー比率が55％と高いのが特徴である．

COPDでは，肺でのガス交換が低下し，CO_2が蓄積する結果となる．そのために，脂質含有量の多い経腸栄養剤が有用とされている．炭水化物の呼吸商が1.0であるのに対して，脂質の呼吸商は0.7と低く，脂質は燃焼した際に発生する二酸化炭素の量が少ないためである．

表8 ● 慢性呼吸不全用経腸栄養剤

栄養剤名		プルモケア®EX
会社名		アボット
kcal/容器		375
g/100 kcal	たんぱく	4.2（17％）
	脂質	6.1（55％）
	糖質	7.0（28％）
Zn（mg/100 kcal）		1.1
Cu（μg/100 kcal）		140
P（mg/100 kcal）		64
特徴		糖質減量，脂肪増量 L-カルニチン，1.5 kcal/mL

写真は各メーカーより許可を得て掲載

5) 周術期に用いる経腸栄養剤

　　グルタミンやアルギニン，RNA，n-3系多価不飽和脂肪酸は免疫増強作用のある栄養素（immunonutrients）とされている．免疫賦活型経腸栄養剤（immune-enhancing diet：IED）では，これらの栄養素が強化されている．IEDにはインパクト®（半消化態栄養剤：食品），が該当し，欧米のメタ解析において，術後感染症の発生を抑制し，在院日数を短くすることが確認されている．また，免疫調整経腸栄養剤（immune-modulating diet：IMD）の位置づけで明治メイン®も使用されている（表9）.

表9 ● IED と IMD

栄養剤名	インパクト®	明治メイン®
会社名	ネスレ	明治
たんぱく質	9.5	5
脂質	3.7	2.8
炭水化物	7.1	14.9
食物繊維	–	1.8
n-6/n-3	0.4	2
アルギニン	2.18	0.15
グルタミン酸	1.57	1.09
BCAA	1.51	1.08

100 kcal あたり
写真は各メーカーより許可を得て掲載

6) がん患者に用いる経腸栄養剤

　　進行がん患者では特有の代謝異常が認められ，これには，IL-6やTNF-αの炎症性サイトカインやproteolysis inducing factor（PIF）などの液性因子が関与している．炎症性サイトカインの作用を抑制する栄養素としてエイコサペンタエン酸（EPA）が知られており，EPAを強化した経腸栄養剤プロシュア®ががん患者用の栄養剤として使用されている．

4. 半固形状流動食の特徴

2005年のPGソフト®発売以後，粘度の高い経腸栄養剤が次々と市販されている．静脈経腸栄養ガイドライン第3版[2]において，これらは「半固形状流動食」という呼称が提唱された．

半固形状流動食は，液状の栄養剤に比べて高粘度であり，より生理的な運動を促す．そのため，胃食道逆流や下痢などの合併症対策に有用と考えられている．

市販されている半固形状流動食の粘度や濃度はさまざまであり（表10），現在，粘度が最も高いとされる栄養剤で20,000 mPa/sである．より粘度が高い方が生理的な胃排出，消化管運動を促すと考えられるが，粘度の違いと消化管合併症に対する効果の違いについては今後の検討課題である．

また半固形状流動食は，液状の流動食に比べて短時間で注入することを可能とした．そのため，経腸栄養に要する時間が短縮され，褥瘡予防，介護者の負担軽減などの効果も得られた．

2014年にはラコール®NF半固形剤という医薬品扱いの製剤も市販された．これまで食品扱いの半固形状流動食は使用者が全額負担する必要があったが，保険診療上，在宅医療においても使用しやすくなっている．

表10 ● おもな半固形状流動食

濃度	製品名	粘度（mPa・s）	販売会社
< 1.0 kcal/g	ハイネ® ゼリーアクア	6,000	大塚製薬工場
	エフツーライト®（300 kcal/400 kcal）	4,000	テルモ
	PGソフトエース™	20,000	テルモ
	カームソリッド®300	20,000	ニュートリー / ニプロ
1.0 kcal/g	ハイネ® ゼリー	6,000	大塚製薬工場
	エフツーショット™（200 kcal/300 kcal）/ エフツーショット™ EJ（200 kcal/300 kcal/400 kcal）	4,000	テルモ
	カームソリッド®400	20,000	ニュートリー / ニプロ
	ラコール®NF半固形（300 kcal）	6,500～12,500	イーエヌ大塚
1.0～1.5 kcal/g	カームソリッド®500	20,000	ニュートリー / ニプロ
1.5 kcal/g	リカバリーニュートリート®（300 kcal/400 kcal）	5,000	三和化学
	テルミール® ソフト	20,000 ≦	テルモ
	PGソフト™（300 kcal/400 kcal）PGソフト™ EJ（300 kcal/400 kcal）	20,000	テルモ
1.5～2.0 kcal/g	テルミール® ソフトM	20,000 ≦	テルモ
	アクトスルー®	約10,000（6 rpm）約5,000（12 rpm）	クリニコ
2.0 kcal/g	アイソカル® セミソリッドサポート	約20,000	ネスレ
2.5 kcal/g	メディエフ® プッシュケア®2.5	約2,000	ネスレ
4.0 kcal/g	テルミール® アップリード®	約10,000	テルモ

ラコール®NF半固形のみ医薬品扱い
文献1より改変して転載

5. 粘度可変型流動食の特徴

　マーメッド®ワン，マーメッドプラス™，ハイネイーゲル®はpHにより液状から半固形状に変化する流動食である（表11）．**これらは投与前には液状であるために経鼻チューブから投与が可能であり，pHの低い胃内において半固形状に変化する**特徴をもつ．半固形状流動食と同様に，胃食道逆流や下痢などの消化器系合併症対策として有用と考えられる．

　一方，プロトンポンプ阻害薬やH_2受容体拮抗薬使用中の患者でどの程度の有用性があるのかは不確実である．

表11 ● 粘度可変型流動食

栄養剤名		マーメッド® ワン	マーメッドプラス™	ハイネイーゲル®
kcal/容器		300 kcal/300 mL 400 kcal/400 mL	300 kcal/400 mL 400 kcal/533 mL	300 kcal/375 mL 400 kcal/500 mL
g/100 kcal	たんぱく質	4.0	4.0	4.0
	脂質	3.8	3.8	2.2
	糖質	12.5	12.5	15.38
	食物繊維	1.3	1.1	1.38
特徴		アルギン酸Na含有	アルギン酸Na含有	ペクチン含有
たんぱく源		大豆たんぱく・大豆ペプチド	大豆たんぱく・大豆ペプチド	大豆ペプチド・コラーゲンペプチド
濃度		1 kcal/mL	0.75 kcal/mL	0.8 kcal/mL

文献

1) 「メディカルスタッフのための栄養療法ハンドブック 改訂第2版」（佐々木雅也／編），南江堂，2019
2) 「静脈経腸栄養ガイドライン 第3版」（日本静脈経腸栄養学会／編），照林社，2013

第2部
病態別での
選び方と使い方

1. 心疾患

point

	心不全ステージ A, B	ステージC, Dにおける急性心不全	ステージC, Dにおける慢性心不全
エネルギー	25〜30 kcal/kg/日		
たんぱく質	1.0〜1.2 g/kg	1.2 g/kg以上	1.2〜1.5 g/kg
脂質	摂取エネルギーの25％以下 飽和脂肪酸は総エネルギー摂取量の7％未満，トランス脂肪酸は1％未満，コレステロールは300 mg/日未満		
水分	飲水制限原則不要 30〜40 mL/kg/日	1.5〜2.0 L/日 （重症例では0.5〜1.0 L/日）	
塩分	6 g未満	6 g未満（重症例では4 g程度）	
その他	アルコール摂取を控える（純アルコールとして1日30 g未満）		

文献1を参考に作成

1. 病態

　「心不全」とは「何らかの心臓機能障害，すなわち，心臓に器質的および/あるいは機能的異常が生じて心ポンプ機能の代償機転が破綻した結果，呼吸困難・倦怠感や浮腫が出現し，それに伴い運動耐容能が低下する臨床症候群」と定義される[1].

　重症心不全患者における身体活動能力の低下には，悪液質やサルコペニア，フレイルが関与する．**心不全治療においては運動療法とともに食事療法，特に栄養療法が重要**である．

　慢性心不全の経過と栄養状態や栄養療法の内容，並行して行う運動療法の目的の概略を図に示す．

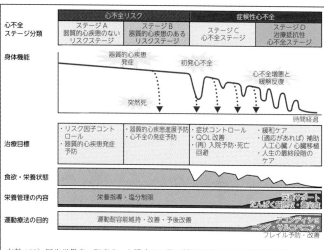

文献 102）厚生労働省. 脳卒中, 心臓病その他の循環器病に係る診療提供体制の在り方について（平成29年7月）より改変

図 ● 慢性心不全の経過と栄養状態・栄養管理・運動療法の位置づけの概略
文献2より転載

2. 栄養管理におけるポイント

　心不全患者における低栄養状態は生命予後を悪化させるため, 心不全のステージが進行して栄養状態が悪化している場合には, 適正なエネルギー摂取の優先度がより高くなる.

　加えて, 倦怠感や呼吸苦によって**経口摂取が進まない心不全症例では, 経口補助食品により補助的にエネルギー量を確保**する.

　高齢患者においては過度の減塩が食欲を低下させ, 栄養不良の原因となるため, 適宜調節が必要である. また, 高齢患者では, 加齢とともに口喝中枢の機能が低下することを考慮し, 適切な飲水を支援する必要がある.

3. 栄養切替・経路切替のポイント

経口摂取，経腸栄養（EN）が優先的に選択されるべきである．

■ 静脈栄養（PN）が適応の場合

● 重度な嚥下障害や消化器機能不全，不安定な循環状態の症例

■ 経腸栄養が適応の場合

● 経口摂取が十分でない場合

● 高用量の昇圧薬投与，大量輸液，大量輸血が必要な場合など，循環動態不安定な患者に対しては，蘇生されてから血行動態が安定（平均血圧60 mmHg）するまでは経腸栄養の開始を控える

● 静脈圧が上昇すると血管外へ水分が漏出し，腸管浮腫をきたす．心不全患者では健常者に比べ腸管浮腫が存在するため，消化・吸収能が低下し，経腸栄養を施行する際に下痢のリスクが高まる．そのため，経腸栄養開始時は投与量や投与速度を調整し，少量低速度から開始することが望ましい．また，消化吸収機能が低下している腸管障害時には，消化態栄養剤による経腸栄養法が推奨される

4. 静脈栄養の実際

　重度の心不全で血行動態が安定しない患者においては，経腸栄養は禁忌となるため静脈栄養の適応となる.

　水分制限が必要なことが多いため，濃縮タイプのTPN用キット製剤であるワンパル®2号輸液と，エネルギー密度が高い脂肪乳剤を併用する.

●処方例

体重45kgの場合：1,400 kcal/日，50 g/日のアミノ酸投与を目標とすると

Rp.1	
ワンパル®2号輸液　1,200 mL/袋	1袋
→中心静脈カテーテル本管より50 mL/時で24時間投与（全量投与）	
Rp.2	
イントラリポス®輸液20%　100 mL/袋	1袋
→中心静脈カテーテル側管より25 mL/時で全量投与	

処方パラメータ	
エネルギー量	1,460 kcal
投与輸液量※	1,275 mL
糖	270 g
アミノ酸	45 g
脂肪	20 g
NPC/N比	182

※20%脂肪乳剤の水分含有率は約75%とする

処方のポイント

- 水分負荷を避けるため，濃縮タイプのキット製剤を使用する
- 脂肪乳剤は少量でカロリー補給できるため，積極的に使用する

5. 経腸栄養の実際

　重症心不全では，心不全症状やうっ血症状を改善するために水分制限を考慮する．また，希釈性低ナトリウム血症をきたした場合にも水分制限が必要となる．

　心不全例で水分投与量が制限される場合には1 mLあたり1.5 kcalや2 kcalの高濃度の栄養剤を考慮する．

● 処方の選択肢

製品名	イノラス®	MA-R 2.0	テルミール® 2.0α	明治メイバランス®2.0	メディミール®ロイルシンプラス	アイソカル®100	アイソカル®2K Neo	サンエット®-2.0
容量 (mL)	187.5	200	200	200	100	100	200	200
1包あたり (kcal)	300	400	400	400	200	200	400	400
たんぱく質 (g/包)	12.0	14.6	14.5	13.6	8	8.0	12	16
脂質 (g/包)	9.66	11.2	15	13.2	10.3	8.0	17	15
水分 (g/包)	140	139	140	138.2	70	70	140	138.4
食塩相当量 (g/包)	0.69	0.76	0.51	0.81	0.3	0.27	1.22	1.32
体重50kgの場合：1,300 kcal/日，飲水制限1.0 L/日	1包	1包	1包	1包	2包	2包	1包	1包

+塩分4 g程度食900～1,000 kcal/日

文献

1)「急性・慢性心不全診療ガイドライン（2017年改訂版）」（日本循環器学会，日本心不全学会/編），2018
http://www.j-circ.or.jp/guideline/pdf/JCS2017_tsutsui_h.pdf
2)「心不全患者における栄養評価・管理に関するステートメント」（日本心不全学会ガイドライン委員会/編），2018
http://www.asas.or.jp/jhfs/pdf/statement20181012.pdf
3)「病態栄養専門管理栄養士のための病態栄養ガイドブック　改訂第6版」（日本病態栄養学会/編），南江堂，2019

2. 肝疾患

	NASH・NAFLD	肝硬変患者
エネルギー	25～30 kcal/kg/日	25～30 kcal/kg/日
たんぱく質	1.0～1.5 kcal/kg/日	・1.0～1.5 kcal/kg/日 ・たんぱく不耐症がある場合は低たんぱく質食（0.5～0.7 g/kg/日）＋肝不全用経腸栄養剤
脂質	全エネルギーの20％以下	全エネルギーの20～25％
その他	・動物性脂肪は控える ・禁酒 ・フェリチン高値例では鉄制限 ・月1～2kgの減量を目標とする	・浮腫，腹水がある場合は5～7g/日の塩分制限を行う ・Late evening snack（LES）をすすめる

1. 病態と栄養管理のポイント

1) 急性肝炎

急性肝炎はウイルスやアルコール，薬剤，自己免疫機序により急激に肝障害が進む病態である．一部は劇症化するが，通常は安静により，保存的に軽快する．

食思不振がなければ原則，経口摂取を行う．また，黄疸をきたしている場合は胆汁酸の分泌が低下し，消化吸収能が低下することから脂肪は控え，糖質を中心とする．**脂肪肝を防ぐ目的で過剰な栄養補給は控えることが重要である**．

2) 劇症肝炎

劇症肝炎では安静時エネルギー量は健常者と比較し20～30％亢進しているが，肝細胞障害のためエネルギー利用効率は

著しく低下する．**劇症肝炎では肝不全用アミノ酸製剤を含めたアミノ酸製剤や脂肪乳剤の使用は禁忌**であり，必要に応じてインスリンコントロール下でのブドウ糖による栄養補給を行う．

3）NASH・NAFLD

非アルコール性脂肪肝炎（non-alcoholic steatohepatitis：NASH）と非アルコール性脂肪性肝疾患（non-alcoholic fatty liver disease：NAFLD）は肝細胞に脂肪滴が沈着することにより発症する肝障害であり，インスリン抵抗性や内臓脂肪と強く関連している．減量を目的として摂取エネルギー量を標準体重あたり25～30 kcal/kg/日とし，脂肪量は全エネルギーの20％以下とする．たんぱく質は1.0～1.5 kcal/kg/日とし，糖質はエネルギー制限に従って減量する．**禁酒，鉄制限を推奨**する．

4）慢性肝炎

慢性肝炎はB型，C型肝炎ウイルスやアルコールによるものがある．鉄過剰となると肝障害が進行するため，血液データにて鉄過剰の有無を確認し，鉄過剰の状態であれば瀉血などが選択される場合がある．また，**鉄過剰とならないように1日6～8 mg程度の鉄制限食を指導**する．

5）肝硬変

肝硬変でのエネルギー必要量は栄養所要量（生活活動強度別）を目安にし，耐糖能異常がある場合は25～30 kcal/kg（標準体重）/日とする．低アルブミン血症（血清アルブミン値3.5 g/dL以下）である場合，分岐鎖アミノ酸製剤（BCAA）を併用する．肝硬変患者においてBCAAは肝機能改善効果，合併症抑止，発がん防止などが期待される．特に呼吸商の低下，上腕周囲長の低下，血清遊離脂肪酸の低下を認める症例では脂肪の燃焼が想定されるため，就寝前補食（late evening snack：LES）や分岐鎖アミノ酸製剤にてカロリーを補給する．

2. 栄養切替・経路切替のポイント

● 肝硬変などの慢性肝疾患で食思不振をきたす場合には，分岐鎖アミノ酸製剤などの経腸栄養剤を考慮する
● 肝性脳症や食道静脈瘤などで経口摂取ができない場合は，静脈栄養を考慮する

3. 静脈栄養の実際

● アミノレバン®点滴静注は「慢性肝障害時における脳症の改善」に対して使用可能な薬剤である
● TPN用キット製剤やPPN用キット製剤に加えてアミノレバン®点滴静注を用いる場合は，たんぱく投与量が過剰となる場合があるため注意する．必要に応じて，ハイカリック®RFや50％ブドウ糖液をベースに輸液を組み立てる
● アミノレバン®点滴静注を単体で投与すると低血糖をきたすこと（添付文書参照）があるため，50％ブドウ糖液20mLを混入して投与する．また，投与後は血糖のモニタリングを行う

1) TPNを行う場合

● 処方例

体重65 kgの場合：1,950 kcal/日，80 g/日のアミノ酸投与を目標とすると

Rp.1	
ワンパル®2号輸液　1,200 mL/袋	1袋
アミノレバン®点滴静注　500 mL/袋	1袋
→	
中心静脈カテーテル本管より70 mL/時で24時間投与	
（合計1,700 mLのうち，1,680 mL分を投与）	
Rp.2	
イントラリポス®輸液20%　250 mL/袋	1袋
→	
中心静脈カテーテル側管より30 mL/時で全量投与	

処方パラメータ	
エネルギー量	1,903 kcal
投与輸液量※	1,868 mL
糖	267 g
アミノ酸	84 g
脂肪	50 g
NPC/N比	232

※20%脂肪乳剤の水分含有率は約75%とする

2) PPN を行う場合

　ある程度の経口摂取が可能である症例で，外来患者であれば2〜3時間程度で点滴を行う．入院患者に投与する際にはアミノレバン®点滴静注を末梢輸液と混ぜて投与する．ビーフリード®などのPPN用キット製剤との併用はたんぱく投与量が多くなりすぎる場合があり，控える方がよい．

● 処方例

Rp.1	
アミノレバン® 点滴静注　500 m L/袋	1袋
50%ブドウ糖液　20 m L/管	1管
→	
末梢静脈カテーテル本管より60 m L/時で全量投与	

処方パラメータ	
エネルギー量	200 kcal
投与輸液量※	520 mL
糖	10 g
アミノ酸	40 g
脂肪	−
NPC/N比	−

4. 経腸栄養の実際

● 分岐鎖アミノ酸製剤には肝不全用経腸栄養剤と分岐鎖アミノ酸顆粒がある

● 血清アルブミンが3.5 g/dL以下でエネルギー低栄養状態にある場合は，肝不全用経腸栄養剤を選択する．また，血清アルブミンが3.5 g/dLのみで，エネルギー低栄養状態にない場合には分岐鎖アミノ酸顆粒を用いる[1, 2]

文献

1)「肝硬変診断ガイドライン2015（改訂第2版）」（日本消化器学会/編），南江堂，2015

2)「一般社団法人日本静脈経腸栄養学会 静脈経腸栄養テキストブック」（一般社団法人日本静脈経腸栄養学会/編），南江堂，2017

3. 膵疾患
3A. 急性膵炎

point

	急性膵炎における栄養療法
エネルギー	基礎エネルギー（BEE）× 1.4〜1.5 kcal/kg
たんぱく質	1.0〜1.5 g/kg
脂質	0.8〜1.5 g/kg（脂肪乳剤） ※食事開始後は10 g/日程度から開始し，多くとも30 g/日以下とする

文献1を参考に作成

1. 病態

急性膵炎はアルコールや胆石，外傷，薬剤，検査（ERCP）などが要因となる．また，原因不明の特発性急性膵炎も少なくない．

初期反応では，膵管内圧上昇によりトリプシンが活性化される．トリプシンの活性化に引き続き，カリクレインやエラスターゼ，リパーゼなどの膵酵素が活性化され，膵酵素で膵組織が消化される，すなわち自己消化をきたすこととなる（図1）．さらに，**炎症により分泌された炎症性サイトカインによる全身性炎症反応症候群（systemic inflammatory response syndrome：SIRS）や，バクテリアルトランスロケーションによる全身性の感染症を合併すると重症化する**．

急性膵炎では，血液生化学検査やCT所見などにより軽症と重症に分類される．

重症急性膵炎では，膵組織のみなならず，循環器系，呼吸器系，腎臓，肝臓，消化管など多臓器が障害され，多臓器不全の病態となる．

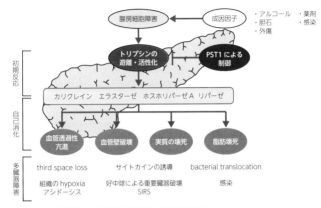

図1 ● 急性膵炎の病態と重症化の進展機序
文献2より引用

2. 栄養管理と経路切替におけるポイント

急性膵炎では，**絶食により膵外分泌刺激を抑制して膵臓を安静にする**．軽症で絶食期間が短く，経口摂取が比較的早期に再開される場合は末梢静脈栄養（PPN）が適応となる．

一方，重症急性膵炎では絶食期間が長期間になる．間質（third space）に水が貯留し，高度の血管内脱水から循環不全，腎不全をきたす．そのため，**発症早期には大量の補液が必須であり，この時期の輸液量は予後を左右する**．この時期を過ぎたら，経腸栄養（EN）や静脈栄養（PN）により栄養補給を進める．

特に重症膵炎においては，48時間以内に経腸栄養を開始することが推奨されている[2]．早期経腸栄養では，空腸アクセスとすることにより，膵外分泌の刺激を抑制しながら経腸栄養管理が実施できる．

■ 中心静脈栄養（TPN）が適応となる場合

重症度分類で重症の場合は，TPN を考慮する．

- 多臓器不全を伴う重症例
- 絶食期間が10日を超える，あるいは超えると予想される場合
- 合併症などにより経腸栄養が不可能な場合

3. TPNの実際

　当院で実施した間接熱量測定で求めた安静時エネルギー消費量（REE）は，エネルギー必要量はHarris-Benedict式から求めたBEEの1.4～1.5倍まで上昇し，著しい代謝亢進が認められる．また，third spaceへの水分貯留に伴いタンパク質も喪失するため（図2）に，体重あたり1.2～1.5 g/日のアミノ酸投与が必要となる．したがってNPC/Nは100～150程度に設定する．

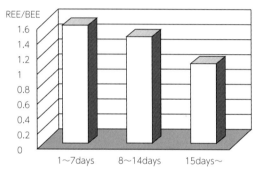

図2●重症急性膵炎患者におけるエネルギー代謝
文献3より引用

● 処方例

体重60 kgの場合：1,800 kcal/日，80 g/日のアミノ酸投与を目標とすると

Rp.1		
フルカリック®2号　1,003ml/袋		2袋
エレメンミック®注　2mL/キット		1キット
→		
PICCカテーテル本管より80 mL/時で24時間投与		
(合計2,008 mLのうち，1,920 mL分を投与)		
Rp.2		
アミゼット®B輸液　200 mL/袋		1袋
→		
PICCカテーテル側管より100 mL/時で全量投与		
Rp.3		
イントラリポス®輸液20%　100 mL/袋		1袋
→		
PICCカテーテル側管より30 mL/時で全量投与		

処方パラメータ	
エネルギー量	1,848 kcal
投与輸液量※	2,195 mL
糖	335 g
アミノ酸	77 g
脂肪	20 g
NPC/N比	129

※20%脂肪乳剤の水分含有率
は約75%とする

TPN施行時のポイント

- TPN用キット製剤のNPC/Nは150程度に調整されており，脂肪乳剤を併用するとNPC/Nは150以上となる．アミノ酸の輸液製剤の追加投与にてNPC/Nを120～150程度に設定するとよい
- ブドウ糖の投与速度は5 mg/kg/分を超えないようにする．特に，膵内分泌が障害されて耐糖能異常を呈する場合は，インスリンも併用しながら血糖を150～180 mg/dL以下に調整する
- 脂肪乳剤の経静脈投与は病勢の悪化要因にはならないが，重症膵炎ではLPLインヒビターにより中性脂肪が高値となりやすい．脂肪乳剤の投与速度は0.1 g/kg/時以下とし，中性脂肪値もモニタリングする
- 総合ビタミン剤，微量元素製剤は必ずTPN開始時より補充する

4. 末梢静脈栄養 (PPN) の実際

　軽症あるいは，TPNの実施をするほど重篤ではない場合はPPNが適応となる．この場合，ビタミンB$_1$含有アミノ酸加糖電解質液に脂肪乳剤も併用する．

● 処方例　食事や成分栄養剤との併用の場合

Rp.1	
ツインパル® 輸液　1,000 mL/袋	2袋
ビタメジン® 静注用	1バイアル
→	
末梢静脈カテーテルより80 mL/時で24時間投与	
（合計2,000 mLのうち，1,920 mL分を投与）	
Rp.2	
イントラリポス® 輸液20%　100 mL/袋	1袋
→	
PICCカテーテル側管より30 mL/時で全量投与	

処方パラメータ	
エネルギー量	1,006 kcal
投与輸液量※	1,995 mL
糖	144 g
アミノ酸	58 g
脂肪	20 g
NPC/N比	86

※20%脂肪乳剤の水分含有率は約75%とする

5. 経腸栄養の実際

　重症急性膵炎では48時間以内に経腸栄養を開始することが推奨されている[3]．その理由は，おもに感染対策として有用とのエビデンスによるものである．経腸栄養の場合，脂肪は膵外分泌の刺激作用が強いため，脂肪含量の少ない製剤を使用するのが基本である．

● 処方例1

	成分栄養剤
製品名	エレンタール®
熱量（kcal/包）	300

	10 mL/時から開始し，20 mL/時，30 mL/時と1日ずつ増量する

静脈栄養を併用してエネルギー必要量を充足する
脂肪乳剤を経静脈投与で併用する

● **処方例2**

製品名	ペプチーノ®
熱量（kcal/包）	200

	10 mL/時から開始し，20 mL/時，30 mL/時と1日ずつ増量する

静脈栄養を併用してエネルギー必要量を充足する
脂肪乳剤を経静脈投与で併用する

経腸栄養施行時のポイント

- 静脈栄養を併用し，エネルギー必要量が充足するように努める
- エレンタール®やペプチーノ®を使用する場合には，脂肪乳剤の経静脈的投与により必須脂肪酸欠乏を予防する

文献

1) 佐々木雅也，五月女隆男：急性膵炎.「ビジュアル栄養療法」（丸山千寿子，中屋　豊/編），pp42-45，南江堂，2012
2) 「急性膵炎診療ガイドライン2015 第4版」（急性膵炎診療ガイドライン2015改定出版委員会，他/編），金原出版，2015
3) 佐々木雅也，他：重症急性膵炎の治療としての栄養管理は有用か？「重症患者と栄養管理Q&A　改訂版」（東口髙志/編），総合医学社，2010

3. 膵疾患
3B. 慢性膵炎

point

慢性膵炎における栄養療法	
代償期慢性膵炎	非代償期慢性膵炎糖尿病合併症
エネルギー	30〜33 kcal/kg	
たんぱく質	1.0〜1.5 g/kg	
脂質エネルギー比	15〜20％ (20〜40 g)	20〜25％ (40〜50 g)
	・禁酒が原則である ・急性増悪時は急性膵炎に準じる	

文献1を参考に作成

1. 病態

　慢性膵炎はアルコールが原因となることが多い．膵臓の持続的な炎症により膵腺房組織が破壊され，膵実質が消失し，線維化する．そのため，膵外分泌機能と膵内分泌機能が障害される．

　病期としては臨床経過により，代償期と非代償期に分けられる．**代償期は腹痛や背部痛を認める時期であるが，非代償期には痛みはなく，消化機能不全による栄養不良がみられる**．また膵性糖尿病も併発する．その間を移行期とよび，両方の時期の症状が混在する．

2. 栄養管理と経路切替におけるポイント

　慢性膵炎では禁酒が基本であり，禁酒を含めた食事療法が重要である．しかし，急性増悪時には絶食が必要となり，静脈栄養（PN）の適応となる．急性増悪時の栄養管理は急性膵炎に準じて行う（「**第2部3A. 急性膵炎**」の項目を参照）．

■ 代償期

　代償期において，腹痛や背部痛により十分な経口摂取ができない場合には，経腸栄養（EN）や静脈栄養を併用する（**図**）．

■ 非代償期

　非代償期には痛みはなくなり，膵外分泌機能の低下による栄養障害が主症状となる．したがって，食事だけでは良好な栄養状態が維持できない場合には，補食として経腸栄養剤を併用するのも効果的である（**図**）．

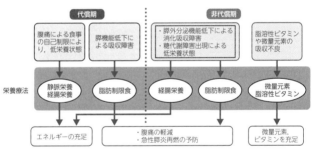

図 ● 慢性膵炎における栄養療法のターゲット
文献2より引用

3. 静脈栄養の実際

　急性増悪時の静脈栄養については，急性膵炎に準ずる．絶食期間が10日以内の場合は末梢静脈栄養（PPN）が適応となるが，さらに長期の場合は中心静脈栄養（TPN）が適応となる（処方については「**第2部3A. 急性膵炎**」の項目を参照）．

4. 経腸栄養の実際

1) 代償期

慢性膵炎の**代償期にはエネルギー代謝が亢進する**．したがって，十分量のエネルギーとたんぱく質を経口的に摂取するが，この場合は低脂肪食として，腹痛などの症状の軽減に努める．しかしながら，**食事のみでは十分な栄養量が確保できない場合には，低脂肪のエレンタール® なども併用する**．

また，急性増悪にて絶食となった場合には，静脈栄養から食事を開始する際にweaning（離脱）目的で経腸栄養を用いてもてもよい．

● 処方例

	成分栄養剤
製品名	エレンタール®
熱量（kcal/包）	300

体重55 kgの場合：1,800 kcal/日とすると

	1〜2包300〜600 kcal/日 ＋低脂肪食1,200〜1,500kcal/日

2) 非代償期

非代償期には，**消化吸収障害による栄養不良が主体**である．**食事のみでは栄養状態が改善しない場合には，補食的に経腸栄養を併用**する．この場合，脂肪を含有する半消化態栄養剤を用いる．できればn-3多価不飽和脂肪酸を含む製品が望ましい．

● 処方例1

	半消化態栄養剤
製品名	ラコール® NF
熱量（kcal/包）	200

体重55 kgの場合：1,800 kcal/日とすると

	3包600 kcal/日 ＋食事1,200kcal/日

● 処方例2

製品名	半消化態栄養剤
	イノラス®
熱量（kcal/包）	300

体重55 kgの場合：1,800 kcal/日とすると

	2包600 kcal/日 ＋食事1,200kcal/日

経腸栄養施行時のポイント

- 非代償期には，内分泌機能の低下から膵性糖尿病を呈する．したがって，代償期のように，低脂肪で高炭水化物の製剤は耐糖能異常を悪化させる結果となる
- 脂肪の消化吸収能が最も低下しやすいため，脂質も含有する栄養剤を選択する．この場合，リパクレオン®などの膵酵素製剤も併用する
- 膵性糖尿病ではインスリン治療が基本となるが，グルカゴンの分泌も低下しているために低血糖を呈しやすい．この場合も，経腸栄養剤を補食として用いるとよい
- 膵切除後の消化障害型吸収不良症候群についても，慢性膵炎の非代償期と同様に対応して問題ない

文献

1) 「メディカルスタッフのための栄養療法ハンドブック　改訂第2版」（佐々木雅也/編），南江堂，2019
2) 佐々木雅也，丈達知子：慢性膵炎.「ビジュアル栄養療法」（丸山千寿子，中屋　豊/編），pp49-52，南江堂，2012

4.炎症性腸疾患
4A.クローン病

point

	活動期	非活動期
エネルギー	34 kcal/kgまたは30 kcal/IBW	
たんぱく質	1.2〜1.5g/kg	1.0〜1.2g/kg
脂質	10〜30％ 脂肪乳剤の静脈投与	≦15％ 経口摂取では≦30g
微量栄養素	食事摂取基準に準ずる ただし病変部位の消化吸収を考慮する	

文献1を参考に作成

1. 病態

クローン病の病因は確定されていないが，遺伝的要因による免疫異常，食事などの環境要因，さらには腸内細菌叢など，複数の要因がかかわると考えられている．主として若年者に発症し，好発部位は回盲部であるが，全消化管に非連続性に潰瘍やびらんを生じうる．

高率に体重減少・栄養不良を認め，進行するとタンパク・エネルギー低栄養状態（PEM）となる．また，ビタミン・微量元素欠乏や骨代謝異常など，多彩な臨床症状を引き起こすことのも特徴である．

2. 栄養管理におけるポイント

　栄養療法と薬物療法をそれぞれ単独で，あるいは上手く組合わせて実施するのがポイントである．抗TNF-α抗体製剤であるインフリキシマブ（レミケード®）やアダリムマブ（ヒュミラ®）はきわめて有用性の高い薬剤であるが，二次無効により効果が薄れるという問題点も残されている．一方，**栄養療法には二次無効はなく，抗TNF-α製剤と栄養療法の併用は抗TNF-α製剤単独よりも寛解維持に優れている**ことはメタ解析でも確認されている[2]．

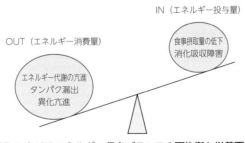

column

炎症性腸疾患（IBD）の栄養代謝病態

　炎症性腸疾患とは，狭義にはクローン病と潰瘍性大腸炎の総称である．いずれも，原因不明の難治性疾患であり，根本的な治療は確立されていない．

　両疾患ともに，経口摂取の不良，炎症によるエネルギー消費量の亢進，消化吸収障害，タンパク漏出，異化亢進などの要因が複合的にかかわり，悪化するとタンパク・エネルギー低栄養状態（PEM）に陥る．両疾患とも栄養療法が重要な疾患である．

IN（エネルギー投与量）

OUT（エネルギー消費量）

食事摂取量の低下
消化吸収障害

エネルギー代謝の亢進
タンパク漏出
異化亢進

●IBD におけるエネルギー収支バランスの不均衡と栄養不良

3. 栄養切替・経路切替のポイント

　臨床症状・画像所見を総合的に評価して中心静脈栄養（TPN）の適応を決定する.

■ TPNが適応の場合

- 著しい栄養不良
- 頻回の下痢
- 広範な小腸病変の病勢が著しい場合
- 腸管の高度狭窄，腸閉塞，瘻孔や膿瘍を合併する場合
- 大量出血をきたした場合
- 高度の肛門病変を有する場合
- 経腸栄養が無効な場合

経腸栄養が可能な場合は，経腸栄養が第一選択である.（この場合，末梢静脈栄養（PPN）併用にて，エネルギー充足をはかる）

4. 静脈栄養の実際

　当院で実施した間接熱量測定の結果からは，エネルギー必要量は理想体重あたり29 kcal/日（現体重あたり34 kcal/日）と算出される[3].

　活動期には潰瘍やびらんからタンパク漏出をきたすため，体重あたり1.2〜1.5g/日のアミノ酸投与が必要となる. NPC/Nを算出し，適切に設定することが重要である. 活動期で120〜150程度が望ましい.

● 処方例 1

体重 50 kg の場合：1,700 kcal/ 日，60 g/ 日のアミノ酸投与を目標とすると

Rp.1 エルネオパ® NF2 号輸液　2,000 mL/ 袋　　　　　　1 袋 → PICC カテーテル本管より 80 mL/ 時で 24 時間投与 （合計 2,000 mL のうち，1,920 mL 分を投与） Rp.2 イントラリポス® 輸液 20%　100 mL/ 袋　　　　　　1 袋 → PICC カテーテル側管より 20 mL/ 時で全量投与

処方パラメータ	
エネルギー量	1,774 kcal
投与輸液量※	1,995 mL
糖	336 g
アミノ酸	58 g
脂肪	20 g
NPC/N比	171

※ 20% 脂肪乳剤の水分含有率
は約 75% とする

● 処方例 2

体重 60 kg の場合：2,100 kcal/ 日，80 g/ 日のアミノ酸投与を目標とすると

Rp.1 エルネオパ® NF2 号輸液　2,000 mL/ 袋　　　　　　1 袋 → PICC カテーテル本管より 80 mL/ 時で 24 時間投与 （合計 2,000 mL のうち，1,920 mL 分を投与） Rp.2 アミニック® 輸液　200 mL/ 袋　　　　　　1 袋 → PICC カテーテル側管より 100 mL/ 時で全量投与 Rp.3 イントラリポス® 輸液 20%　250 mL/ 袋　　　　　　1 袋 → PICC カテーテル側管より 30 mL/ 時で全量投与

処方パラメータ	
エネルギー量	2,154 kcal
投与輸液量※	2,308 mL
糖	336 g
アミノ酸	78 g
脂肪	50 g
NPC/N比	153

※ 20% 脂肪乳剤の水分含有率
は約 75% とする

TPN 施行時のポイント

- TPN 用キット製剤の NPC/N は 150 程度に調整されており，脂肪乳剤を併用すると NPC/N は 150 以上となる．アミノ酸の輸液製剤の追加投与にて NPC/N を 150 程度に設定するとよい
- ブドウ糖の投与速度は 5 mg/kg/ 分を超えないようにする
- 脂肪乳剤の経静脈投与は病勢の悪化要因にはならないが，脂肪乳剤の投与速度は 0.1 g/kg/ 時以下とし，かつ，経静脈的な脂肪投与は 1 g/kg/ 日までとする
- 総合ビタミン剤，微量元素製剤は必ず TPN 開始時より補充する

5. 経腸栄養の実際

1）活動期の寛解導入療法

　軽症から中等症で栄養療法を主にする場合は，成分栄養剤の
エレンタール®（図）による経腸栄養の適応となる．窒素源が
アミノ酸であり抗原性を有しないこと，きわめて低脂肪である
ことから有用性が高い．

- 成分栄養剤単独では必須脂肪酸欠乏のリスクがある．またエネ
  ルギー源として脂質を利用する意味でも，脂肪乳剤は必ず併用
  する必要がある

● 処方例

製品名	成分栄養剤	脂肪乳剤
	エレンタール®	イントラリポス®20％輸液
熱量（kcal/包）	300	約200（100 mL）
アミノ酸（g/包）	13.2	
脂質（g/包）	0.51	
浸透圧（mOsm/L）	755	
グルタミン（mg/包）	1,932	
アルギニン（mg/包）	1,125	

50 kgの場合：1,700 kcal/日，60 g/日のアミノ酸投与とすると

	5包1,500 kcal/日	100 mL点滴（25 mL/時）

合計1,700 kcal アミノ酸66g

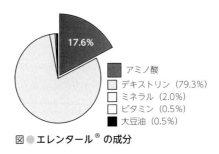

図●エレンタール® の成分

凡例:
- アミノ酸
- デキストリン (79.3%)
- ミネラル (2.0%)
- ビタミン (0.5%)
- 大豆油 (0.5%)

17.6%

2) 寛解期の寛解維持療法

　クローン病では，成分栄養剤を用いた在宅経腸栄養法（home enteral nutrition：HEN）による寛解維持効果が報告されている．TPN あるいは成分栄養療法から移行する．

- HEN を長期に継続する際には，Se や Zn の欠乏症に留意する
- ビタミン K やビタミン D などの脂溶性ビタミンの欠乏にも注意が必要である

●処方例

製品名	成分栄養剤 エレンタール®
熱量（kcal/包）	300

50 kg の場合：1,800 kcal/日とすると

	3包900 kcal/日 ＋低脂肪食900 kcal/日

併用する食事は，n-3多価不飽和脂肪酸強化食が望ましい

次に参照したい文献

　○「メディカルスタッフのための栄養療法ハンドブック　改訂第2版」（佐々木
　　雅也／編），南江堂，2019

文献

1）「メディカルスタッフのための栄養療法ハンドブック　改訂第2版」（佐々
　　木雅也／編），南江堂，2019

2）Nguyen DL, et al：Specialized enteral nutrition therapy in Crohn's dis-
　　ease patients on maintenance infliximab therapy: a meta-analysis.
　　Therap Adv Gastroenterol, 8：168-175, 2015

3）髙岡あずさ，他：炎症性腸疾患のエネルギー代謝．日本静脈経腸栄養学会
　　雑誌，32：1320-1323，2017

4）Takaoka A, et al：Comparison of energy metabolism and nutritional
　　status of hospitalized patients with Crohn's disease and those with ulcer-
　　ative colitis. J Clin Biochem Nutr, 56：208-214, 2015

4. 炎症性腸疾患
4B. 潰瘍性大腸炎

point

	活動期	非活動期
エネルギー	32〜36 kcal/kg (28〜32 kcal/IBW)	30 kcal/kg
たんぱく質	1.2〜1.5g/kg	1.0〜1.2g/kg
脂質	10〜30％ 脂肪乳剤の静脈投与	20〜25％ 過剰にとらない程度

文献1を参考に作成

1. 病態

　潰瘍性大腸炎とは，大腸にびらんや潰瘍を形成する原因不明の疾患である．**再燃と寛解をくり返し，粘液便や下痢などの症状を特徴とする**．

　罹患部位により全大腸炎型，左側大腸炎型，直腸炎型に分類される．また，病期により活動期と寛解期に，重症度により軽症，中等症，重症に分類される．

2. 栄養管理におけるポイント

　治療の中心は薬物療法であり，栄養療法は**腸管安静としての支持的な意義にとどまる**．しかしながら，重症例では広範な粘膜障害からタンパク漏出を生ずることにより，急速に栄養障害が進行する．したがって，**急性期においては炎症の沈静化を図るとともに中心静脈栄養（TPN）を主とした栄養管理が重要**である．

3. 栄養切替・経路切替のポイント

重症度分類で重症の症例や著しい栄養不良の症例はTPNを選択する.

■ TPNが適応の場合

- 頻回の粘血便，下痢，腹痛などの消化器症状，発熱，倦怠感などの全身症状を認める重症例（腸管安静の目的）
- 高度の低アルブミン血症など，栄養不良が著明な症例や中等症でも難治例

■ 末梢静脈栄養（PPN）が適応の場合

- 粘血便や下痢，腹痛などの症状があり，腸管安静を必要とするものの，比較的早期に食事が開始できると予想される場合

■ 経腸栄養（EN）が適応の場合

- TPNからの離脱期に，補食として経腸栄養を用いてもよいが，経腸栄養そのものに寛解導入効果や寛解維持効果は認めない
- 補食的に用いる場合には，半消化態栄養剤を用いる．n-3多価不飽和脂肪酸を含むものが望ましい
- 成分栄養剤は高浸透圧が高く，下痢を誘発しやすいので避ける

4. TPNの実際

われわれの臨床成績では，安静時エネルギー消費量と活動指数との間には有意な相関が認められた．TPNの適応となる中等症から重症の患者のエネルギー必要量は，重症度に応じて32〜36 kcal/kg/日（28〜32 kcal/IBW/日）と算出された[2]．一方，寛解導入後には安静時エネルギー消費量は低下し，エネルギー必要量は約30 kcal/kg/日に低下する[3]．

活動期には，出血やタンパク漏出に伴い，体重あたり1.2〜1.5g/kg/日のアミノ酸投与が必要となる．NPC/Nを算出し，適切に設定することが重要であり，NPC 120〜150程度が望ましい.

● 処方例

体重60 kgの場合：1,900 kcal/日，80 g/日のアミノ酸投与を目標とすると

Rp.1
ピーエヌツイン®-2号　1,100 mL/袋　　　　　1袋
ピーエヌツイン®-3号　1,200 mL/袋　　　　　1袋
エレメンミック®注　2mL/キット　　　　1キット
ビタジェクト®注キットA液5 mL/B液5 mL 1キット
→
PICCカテーテル本管より80 mL/時で24時間投与
(合計2,312 mLのうち，1,920 mL分を投与)

Rp.2
アミニック®輸液　200 mL/袋　　　　　　　1袋
→
PICCカテーテル側管より100 mL/時で全量投与

Rp.3
イントラリポス®輸液20%　100 mL/袋　　　　1袋
→
PICCカテーテル側管より30mL/時で全量投与

処方パラメータ	
エネルギー量	1,950 kcal
投与輸液量※	2,195 mL
糖	359 g
アミノ酸	78 g
脂肪	20 g
NPC/N比	137

※20%脂肪乳剤の水分含有率
は約75%とする

TPN施行時のポイント

● TPN用キット製剤のNPC/Nは150程度に調整されており，脂肪乳剤を併用するとNPC/Nは150以上となる．アミノ酸の輸液製剤の追加投与にてNPC/Nを120〜150程度に設定するとよい

● ブドウ糖の投与速度は5 mg/kg/分を超えないようにする．特に，ステロイド使用中には高血糖となりやすいので注意する

● 脂肪乳剤の経静脈投与は，病勢の悪化要因にはならないが，脂肪乳剤の投与速度は0.1 g/kg/時以下とし，かつ，経静脈的な脂肪投与は1 g/kg/日までとする

● 総合ビタミン剤，微量元素製剤はTPN開始時より必ず補充する

5. PPNの実際

　比較的早期に食事が開始できると予想される場合，ビタミンB₁含有アミノ酸加糖電解質液に脂肪乳剤も併用する．

●処方例　食事や成分栄養剤との併用の場合

Rp.1
パレプラス® 輸液　1,000 mL/袋　　　　　　2袋
→
末梢静脈カテーテルより80 mL/時で24時間投与
（合計2,000 mLのうち，1,920 mL分を投与）

Rp.2
イントラリポス® 輸液20%　100 mL/袋　　　1袋
→
PICCカテーテル側管より30 mL/時で全量投与

処方パラメータ	
エネルギー量	1,006 kcal
投与輸液量※	1,995 mL
糖	144 g
アミノ酸	58 g
脂肪	20 g
NPC/N比	86

※20%脂肪乳剤の水分含有率
は約75%とする

次に参照したい文献

○「メディカルスタッフのための栄養療法ハンドブック　改訂第2版」（佐々木雅也/編），南江堂，2019

文献

1）「メディカルスタッフのための栄養療法ハンドブック　改訂第2版」（佐々木雅也/編），南江堂，2019

2）髙岡あずさ，他：炎症性腸疾患のエネルギー代謝．日本静脈経腸栄養学会雑誌，32：1320-1323，2017

3）Takaoka A, et al：Comparison of energy metabolism and nutritional status of hospitalized patients with Crohn's disease and those with ulcerative colitis. J Clin Biochem Nutr, 56：208-214, 2015

第2部

4B

潰瘍性大腸炎

87

5. 腎臓病

point

	AKI	CKD	血液透析・腹膜透析
エネルギー	20～30 kcal/kg	25～35 kcal/kg	25～35 kcal/kg
たんぱく質	・0.6～1.5 g/kg ・CRRT：1.4～1.8 g/kg	腎不全の進行度に応じた制限 (G1～2：過剰にならない程度, G3a：0.8～1.0 g/kg, G3b以降：0.6～0.8 g/kg) ※	・HD：0.9～1.2 g/kg ・CAPD：0.9～1.3 g/kg
塩分	適宜制限	3～6	・HD：6 g未満 ・PD：除水量 (L) ×7.5＋尿量 (L) ×5
水分	適宜制限	適宜制限	・HD：極力少なく ・PD：除水量＋尿量
カリウム	適宜制限	適宜制限 G3b：2,000 mg以下 G4以降：1,500 mg以下	≦2,000 mg PDは制限なし
リン	適宜制限	適宜制限	≦たんぱく質 (g) ×15 mg

重篤な基礎疾患や臓器障害を有する場合は，それらの栄養管理を優先させる.
※サルコペニアと診断された場合は，たんぱく制限を緩和し 1.3 g/kgを目途に調整する

1. 病態

　腎不全の進行要因は，薬物や感染症，脱水，高血圧，尿タンパクの存在，高血糖，脂質異常，貧血，過剰なたんぱく質摂取，喫煙，肥満，高尿酸血症，過労，加齢など多岐にわたる．

　心血管疾患（cardiovascular disease：CVD）の強力な発症リスクとなり，末期腎不全（end-stage kidney disease：ESKD）への進行と心血管死を予防するためにも早期からの栄養介入が望ましい．また，腎不全患者は，炎症，代謝性アシドーシス，ビタミンDの不足など多岐にわたる栄養学的なリスクを有し，特に重症病態下ではインスリン抵抗性が高まるため，高血糖をきたしやすい．

column

AKIとCKD

- 急性腎傷害（acute kidney injury：AKI）は，急性の腎機能の障害により体液恒常性の維持機構が破綻し，尿毒症や種々の電解質異常をきたす症候群である．適切な治療によって腎機能の回復が可能な病態とされるが，一部の症例で慢性腎臓病（chronic kidney disease：CKD）やESKDに移行する．特に高齢者でその傾向が強い．また，腎機能は回復しても他の臓器を傷害し，生命予後を悪化させる可能性もある
- CKDは「明らかな腎障害の存在（尿異常，画像診断，血液，病理所見による）」「GFRが60 mL/分/1.73 m^2 未満の腎機能低下」のいずれか，もしくは両方が該当し，3カ月以上持続する状態を指す
- CKD-MBD（CKD-mineral and bone disorder）は，生命予後の改善および心血管疾患や骨折の発症予防を目的とした概念である．CKDの進行に伴い，代償機構が破綻すると，高リン血症，低カルシウム血症を伴う二次性副甲状腺亢進症を惹起し，異所性石灰化や骨病変などの骨ミネラル代謝障害が出現する

2. 栄養管理におけるポイント

AKIや持続的腎代替療法（continuous renal replacement therapy：CRRT）を施行する状況下での栄養療法は，原疾患に影響されるところが大きく，これらの病態が代謝に与える影響を加味する．CRRT施行中はたんぱく質の10〜17%程度が透析膜から喪失するため，不足のないよう留意する．

CKD患者へのたんぱく質制限は主としてESKDの抑制を目的とする．たんぱく質制限の優先および緩和は，GFRと尿タンパク量だけではなく，腎機能低下速度やESKDの絶対リスク，死亡リスクやサルコペニアの程度などから総合的に判断する．特に高齢CKD患者ではたんぱく質摂取量が少ないほど死亡リスクが高いことが報告されていることから，極端な制限は控える．たんぱく質制限時には，体タンパク崩壊を阻止するため特に十分なエネルギー量確保する．ただし，肥満例では過剰なエネルギー摂取は控えることとする．

3. 栄養切替・経路切替のポイント

臨床症状などを総合的に評価して経路選択をする．基本的には腸が使えたら腸を使うという原則に従い，決定する．

重症病態における経腸栄養は，たとえ少量であっても消化管機能の維持・改善に寄与する．静脈栄養施行時でも，可能な限り早期に経腸栄養への移行をすすめる．ただし，消化管機能障害や消化管出血のリスクが増大することを念頭に栄養経路を選択する．

4. 静脈栄養の実際

　　静脈栄養の投与量は経口・経腸栄養からの投与状況に応じて検討する．投与すべき栄養量が多い場合，末梢静脈からの投与では水分負荷が必然的に多くなるため，中心静脈からの投与を検討する．

　　透析導入までの腎不全期は，たんぱく質最終代謝産物の血中尿素窒素（BUN）の排泄が障害されるため，投与するアミノ酸負荷絶対量は制限される．高BUN血症を予防するために腎不全用アミノ酸輸液を使用する場合があるが，**栄養状態の悪化を予防するためにも，適切なアミノ酸投与量を意識することがきわめて重要であり，輸液量が限られる場合には，通常時のアミノ酸輸液の使用も考慮する．**透析期では，透析によるアミノ酸喪失（透析1回につき10 g程度）を考慮して負荷量を設定する．

1) 経口・経腸栄養ともになく，静脈栄養が主体となる場合

● 処方例

CKD stage3b 体重 50 kg，投与エネルギー量 1,600 kcal，アミノ酸量 30 gの場合

Rp.1	
ハイカリック®RF輸液　500 mL/袋	1袋
50%ブドウ糖液　200 mL/袋	1袋
ネオアミユー®輸液　200 mL/袋	3袋
エレジェクト®注シリンジ　2 mL/キット	1キット
ビタジェクト®注キットA液5 mL/B液5 mL 1キット	
→	
中心静脈カテーテル本管より50 mL/時で24時間投与	
（合計1,312 mLのうち，1,200 mL分を投与）	
Rp.2	
イントラリポス®輸液20%　100 mL/袋	1袋
→	
中心静脈カテーテル側管より25mL/時で全量投与	

処方パラメータ	
エネルギー量	1,610 kcal
投与輸液量※	1,275 mL
糖	320 g
アミノ酸	32 g
脂肪	20 g
NPC/N比	333

※20%脂肪乳剤の水分含有率は約75%とする

2) 食事から 1,000 kcal, たんぱく質 15 g程度摂取されている場合

● 処方例

CKD stage3b, 体重 50 kgの場合：1,600 kcal/日, 30 g/日のアミノ酸投与を目標とすると

Rp.1	
10％ブドウ糖液　500 mL/袋	1袋
ソルデム®3AG輸液　200 mL/袋	1袋
ネオアミユー®輸液　200 mL/袋	1.5袋
ビタメジン®	1バイアル
→	
末梢静脈カテーテル本管より 40 mL/時で 24時間投与	
(合計 1,000 mLのうち, 960 mL分を投与)	
Rp.2	
イントラリポス®輸液 20%　100 mL/袋	1袋
→	
末梢静脈カテーテル側管より 25 mL/時で全量投与	

処方パラメータ	
エネルギー量	517 kcal
投与輸液量※	1,035 mL
糖	62 g
アミノ酸	17 g
脂肪	20 g
NPC/N比	193

※ 20%脂肪乳剤の水分含有率は約 75％とする

5. 経腸栄養の実際

　基礎疾患や併存する臓器障害, 腎代替療法の有無により栄養必要量は異なる. 定期的に栄養状態や電解質をモニターし, 適宜電解質などを補充する.

　栄養剤の選定においては患者ごとの病態・適応を適切に判断し, 病態別経腸栄養剤 (腎不全用) や標準経腸栄養剤を使い分ける. 腎不全用経腸栄養剤は半消化態栄養剤で, たんぱく質やナトリウム, カリウム, リン含有を抑え, 水分量が調整されている. 製品の特性上, 長期にわたる単剤投与では, 低アルブミン血症, 低ナトリウム・低カリウム・低リン血症をきたしやすいほか, 水分調整目的で高濃度のものが多いため高浸透圧性の下痢に注意する. また, たんぱく質と遊離カルシウム含量が少なく, 増粘剤による半固形化は困難なものが多い. そのため, 半固形化が必要な場合は, 標準型経腸栄養剤を用いる.

　AKIでも早期経腸栄養が有効とされる (ショック時を除く). 早期投与の際は, 通常の栄養製剤を用い, 低速持続投与で行う. また, CRRTの際に低リン血症が人工呼吸器離脱を遅延させるという報告もあり, 留意する.

● 処方の選択肢

製品名	リーナレン®LP	リーナレン®MP	リーナレン®D	レナウェル®A	レナウェル®3	レナジーbit®	レナジーU®
容量 (mL)	125 (250)	125 (250)	125 (262)	125	125	125	200
熱量 (kcal/容器)	200 (400)	200 (400)	200 (400)	200	200	150	300
たんぱく質 (g/容器)	2 (4)	7.0 (14)	7.0 (14)	0.75	3	0.9	9.8
食塩 (g/容器)	0.16 (0.32)	0.3 (0.6)	0.5 (4)	0.15	0.15	0.11	0.88
カリウム (mg/容器)	60 (120)	60 (120)	120 (120)	20	20	0〜10	235
リン (mg/容器)	40 (80)	70 (140)	100 (140)	20	20	5〜15	120
特徴	低たんぱく，微量元素・糖質バランスに配慮，低ナトリウム・低カリウム・低リン	微量元素・糖質バランスに配慮，低ナトリウム・低カリウム・低リン	長期投与に配慮したミネラル設計（過不足対策）糖質バランスに配慮	低たんぱく，低ナトリウム・低カリウム・低リン	低ナトリウム・低カリウム・低リン	低たんぱく，低ナトリウム・低カリウム・低リン，EPA・DHA・オリゴ糖配合	長期投与に配慮したミネラル設計，EPA・DHA・カルニチン・オリゴ糖配合

（ ）内はZパック

1) 症例1 AKI（CHDF施行時）

- プロキュア®Z：24時間持続投与（35 mL/時），白湯600 mL
- ほぼ7パック分
- 体重50 kgの場合：エネルギー1,350 kcal/日，たんぱく質65 g/日，脂質50 g/日，水分1,250 mL/日（エネルギー27 kcal/kg/日，たんぱく質1.3 g/kg/日）

● 処方例

製品	エネルギー (kcal)	たんぱく質 (g)	脂質 (g)	水分 (mL)	カリウム (mg)	リン (mg)
プロキュア®Z 35 mL/時 (840 mL)	1,344	67.2	29.6	644	67	632

2) 症例2 CKD　stage3b

- リーナレン®2種併用（リーナレン®LP＋リーナレン®MP）：間欠投与，白湯750mL
- 体重50 kgの場合：エネルギー1,600 kcal/日，たんぱく質35 g/日，水分1,500 mL/日（エネルギー27 kcal/kg/日，たんぱく質1.3 g/kg/日）

● 処方例

製品	エネルギー (kcal)	たんぱく質 (g)	脂質 (g)	水分 (mL)	カリウム (mg)	リン (mg)
リーナレン®LPZ (500mL)	800	8	22	380	240	160
リーナレン®MPZ (500mL)	800	28	22	375	240	280
合計（1,000 mL）	1,600	36	44	755	480	440

> 筋萎縮が進行している場合は，たんぱく制限は最低限にとどめる．

3) 症例3 血液透析

● リーナレン®MP：間欠投与
● 体重50 kgの場合：エネルギー1,600 kcal/日，たんぱく質55 g/日，水分750 mL/日（エネルギー32 kcal/kg/日，たんぱく質1.1 g/kg/日）

処方例

製品	エネルギー (kcal)	たんぱく質 (g)	脂質 (g)	水分 (mL)	カリウム (mg)	リン (mg)
リーナレン®MPZ (1,000 mL)	1,600	56	44	750	480	560

● リーナレン®D（Zパック400）：間欠投与
● 体重50 kgの場合：エネルギー1,600 kcal/日，たんぱく質55 g/日，長期療養症例とする場合

処方例

製品	エネルギー (kcal)	たんぱく質 (g)	脂質 (g)	水分 (mL)	カリウム (mg)	リン (mg)
リーナレン®DZ 400K (1,048 mL)	1,600	56	44.8	800	960	800

文献

1) 「静脈経腸栄養ガイドライン 第3版」（日本静脈経腸栄養学会/編），照林社，2013

2) 「エビデンスに基づく CKD診療ガイドライン2018」（日本腎臓学会/編），東京医学社，2018

3) サルコペニア・フレイルを合併したCKDの食事療法検討WG：サルコペニア・フレイルを合併した保存期CKDの食事療法の提言．日本腎臓学会誌，61：525-556，2019

4) Kidney Int., KDIGO Clinical Practice Guideline for Acute Kidney Injury 2012： https://kdigo.org/wp-content/uploads/2016/10/KDIGO-2012-AKI-Guideline-English.pdf

5) McClave SA, et al：Guidelines for the Provision and Assessment of Nutrition Support Therapy in the Adult Critically Ill Patient: Society of Critical Care Medicine (SCCM) and American Society for Parenteral and Enteral Nutrition (A.S.P.E.N.). JPEN J Parenter Enteral Nutr, 33：277-316, 2009

6. 周術期

point

	低侵襲	高侵襲
エネルギー	20～25 kcal/kg	30～35 kcal/kg
タンパク質	1.2～2.0 g/kg	
脂質	全体の15～20％	
その他	侵襲時の静脈栄養におけるブドウ糖投与速度は4 mg/kg/分までに抑える	

1. 病態

　手術侵襲に対する生体反応は時期によって大きく異なっている．初期には末梢血管は拡張して血管透過性は亢進し，間質に水分とNaが移動するため，循環血液量が減少する．そのため，抗利尿ホルモンが分泌され乏尿となる．この時期には代謝はむしろ低下し，酸素消費量も低下する．これを過ぎると酸素消費量も上昇し，代謝が亢進し，タンパク異化作用が亢進する．

　術後における代謝の変化は，生体反応が顕著な時期（侵襲期，2～3日），タンパク異化から同化に変わる時期（転換期，3～7日後に生じて1～2日間），タンパク同化が安定している時期（同化期，2～5週間），脂肪が蓄積して体重増加が起きる時期（脂肪蓄積期，数カ月）の4段階に分類される．

2. 栄養管理におけるポイント

　侵襲期にはアドレナリンや副腎皮質ホルモンなどが分泌され，グリコーゲンや筋タンパクを分解してグルコースを産生する．同時に，インスリンの分泌低下，インスリン抵抗性の増大を惹起し，血糖を上昇させるため，投与エネルギーが過剰にならないように注意する．そして，転換期には侵襲に見合ったエネルギーを投与する．

　エネルギー投与量はHarris-Benedict式もしくは簡易式にて算出されるが，Harris-Benedict式を用いる場合，食道がんや膵臓がんなど比較的侵襲が大きいと考えられる手術のストレス係数は1.2程度が目安となる．また，簡易式の場合，低侵襲時には20～25 kcal/kg，高度侵襲時には30～35 kcal/kgで算出する．侵襲が大きい場合，たんぱく異化が進むため，たんぱく投与量は1.2～2.0を目安とする．また，脂肪投与量は総エネルギー投与量の15～20％とする．

　ERAS（enhanced recovery after surgery）は2000年代に欧州臨床栄養代謝学会（ESPEN）から提唱された，手術後の回復促進を目的とした集学的リハビリテーションプログラムである．従来と最も異なる点は術前と術後の絶食期間を短くすることにより入院期間の短縮は合併症の減少が期待される（図）．

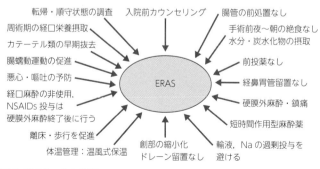

図 ● ERASの主な項目
文献1を参考に作成

栄養状態が不良な患者に免疫調製経腸栄養剤（immune-modulating diet：IMD）を投与することにより術後の感染性合併症を予防し，入院期間を短縮する効果があると報告されている．しかしながら，有効性を否定する報告もあり，その評価は定まっていない．特に，IMDに含まれるアルギニンはNOを過剰産生することから，投与は術前に限定し侵襲時には投与を控えるべきである．

　進行がん患者では低栄養状態である場合が多く，術前に栄養状態の評価を行うことが重要である．低栄養状態と判断されれば25〜30 kcal/日を目標に栄養療法を行う．

3. 栄養切替・経路切替のポイント

- 術前から栄養不良を有する患者や，術後に経口摂取が不十分となる期間が長くなることが予測される場合では，早期から積極的な栄養管理を行う
- 術後24時間（遅くとも36時間以内）に経口摂取あるいは経腸栄養を開始することで，感染性合併症の減少や入院期間の短縮が期待できる
- 近年，消化器系の予定手術でTPNが施行されることは少ない．また，術後ICU管理が必要な患者においても経管もしくは胃瘻・腸瘻などからの併用が計画される場合が多い

4. 静脈栄養の実際

● 栄養不良がない患者に対する術前のTPNは推奨されていない
● 腎機能に問題なければ，NPC/N比を100〜150と低めに設定し，必要に応じてキット製剤にアミニック®点滴静注などを追加することで十分なたんぱく投与を行う

1) TPNを行う場合

● 処方例

体重65 kgの場合：1,900 kcal/日，80 g/日のアミノ酸投与を目標とすると

Rp.1	
エルネオパ®NF2号輸液　2,000 mL/袋	1袋
アミニック®点滴静注　200 mL/袋	1袋
→	
PICCカテーテル本管より90 mL/時で24時間投与	
(合計2,200 mLのうち，2,160 mL分を投与)	
Rp.2	
イントラリポス®輸液20%　100 mL/袋	1袋
→	
PICCカテーテル側管より30 mL/時で全量投与	

処方パラメータ	
エネルギー量	1,889 kcal
投与輸液量※	2,235 mL
糖	344 g
アミノ酸	79 g
脂肪	20 g
NPC/N比	129

※20%脂肪乳剤の水分含有率は約75%とする

2) 経腸・経口から栄養摂取の併用があり，PPNを行う場合

● 処方例

Rp.1	
ビーフリード®輸液　1,000 mL/袋	1袋
ヴィーンD輸液　500 mL/袋	1袋
ビタメジン®静注用	1バイアル
→	
末梢静脈カテーテル本管より60 mL/時で24時間投与	
(合計1,500 mLのうち，1,440 mL分を投与)	
Rp.2	
イントラリポス®輸液20%　100 mL/袋	1袋
→	
末梢静脈カテーテル側管より20〜25mL/時で全量投与	

処方パラメータ	
エネルギー量	699 kcal
投与輸液量※	1,515 mL
糖	96 g
アミノ酸	29 g
脂肪	20 g
NPC/N比	129

※20%脂肪乳剤の水分含有率は約75%とする

5. 経腸栄養の実際

● IMDを投与する場合は術前に1日1,000 mLを5〜7日間経口投与する

● 術後，経腸栄養を空腸瘻から開始する際には，間欠投与ではなく，持続投与が必要となる．経腸栄養ポンプを用いて10〜20 mL/時程度の速度で開始し，経腸栄養に対する臨床症状をみながら徐々に（5〜7日程度で）目標投与量まで増量する

● 術後に経管栄養を行う際には消化態栄養剤から開始する．膵酵素などの上昇の懸念があればエレンタール®やペプチーノ®などの脂肪を含まない，あるいは脂肪の少ない経腸栄養剤を選択するが，通常は脂肪を含有する消化態栄養剤（ツインライン®NFやペプタメン®など）を選択する．最終的には半消化態栄養剤もしくは経口摂取をめざす

1）静脈栄養の併用がある場合

経腸栄養開始時などで少量から投与する際にたんぱく投与量を確保したい場合には，高たんぱくの製剤が選択肢となる．しかし，増量に伴いたんぱく投与量が過剰とならないように注意する．下記の患者設定では30 mL/時が上限となるため，投与量を増加させる際にはその他の製剤に変更する．

● 処方例

製剤名	消化態栄養剤 ペプタメン®AF
容量（mL）	480
熱量（kcal/容器）	720
総遊離アミノ酸量（g/容器）	45

体重50 kgの場合：1,500 kcal/日，60 g/日のアミノ酸投与とすると

	480 mL（20 mL/時）
	合計720 kcal アミノ酸45 g

静脈栄養を併用し，エネルギー必要量を充足する

2) 経管栄養のみで必要量を補う場合

● 処方例

製剤名	消化態栄養剤 ペプタメン® スタンダード
容量（mL）	960
熱量（kcal/容器）	1,440
総遊離アミノ酸量（g/容器）	50
体重50 kgの場合：1,500 kcal/日，60 g/日のアミノ酸投与とすると	
	960 mL（40 mL/時）
	合計 1,440 kcal アミノ酸 50 g

適量の白湯を追加する

文献

1）Fearon KC, et al：Enhanced recovery after surgery: a consensus review of clinical care for patients undergoing colonic resection. Clin Nutr, 24： 466-477, 2005

第2部

6

周術期

7. 消化管術後 (短腸症候群)

point

	短腸症候群
エネルギー	25〜40 kcal/kg
たんぱく質	1.0〜1.5 g/kg
脂質	20〜30 %
その他	残存小腸の吸収能を考慮する

文献1を参考に作成

1. 病態

短腸症候群 (short bowel syndrom：SBS) は「何らかの原因による小腸大量切除・残存腸管の機能障害のために小腸からの栄養素の吸収が低下し，標準的な経口あるいは経腸栄養では水分，電解質，主要栄養素，微量元素，およびビタミンなどの必要量が満たされない状態」と定義される．一般には，成人で残存小腸が150 cm以下，小児では全小腸の1/3以下の場合を指すことが多い．

2. 栄養管理と経路切替のポイント

中心静脈栄養 (TPN) の離脱には大腸の状態と残存小腸の長さが目安となる．小腸ストマの場合 (図a) は残存小腸の長さが100 cm，回盲部を含め大腸が一部切除されている場合 (図b) は65 cm，回盲部を含め大腸がすべて残存している場合 (図c) は30 cmとされる[2]．

短腸症候群の臨床経過は第Ⅰ期 (術直後期)，第Ⅱ期 (回復適応期)，第Ⅲ期 (安定期) の3期に分類され (表)，病期により栄養管理法が異なる．

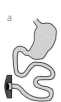 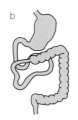 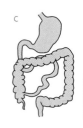

a　　　　　　　　b　　　　　　　　c

図 ● TPN の離脱と残存腸管

表 ● 病期と栄養管理

病期・臨床経過分類		期間	病態	栄養	薬物治療
I期 術直後期 hypersecre- tory phase	腸麻痺期	術直後 2〜7日	腸管の麻痺	中心静脈栄養	
	腸蠕動亢進期	術直後 3〜4週間	頻回の下痢, 水分・電解質 不均衡, 低た んぱく血症, 易感染性	静脈栄養 経口補水液	コデイン ロペラミド PPI オクトレオチド SIBOに対す る抗菌薬 GLP-2 analog
II期 回復適応期 adaptation phase		術後 数〜12カ月	代謝機能の働 きはじめる時 期 下痢の減少 消化吸収障害 による低栄養	静脈栄養 経口補水液 低残渣食 低シュウ酸食 低乳糖食 脂溶性ビタミ ン・VB₁₂の 補充	
III期 安定期		II期以降数年	残存小腸の能 力に応じた代 謝レベル		

PPI：プロトンポンプ阻害薬, SIBO：小腸内細菌増殖症, VB₁₂：ビタミン B₁₂
文献3, 4を参考に作成

> 食事上の注意点は以下があげられる.
> ● 正常の大腸を有する場合, 複合炭水化物を多く, かつ脂肪が少ない食事をすすめる
> ● 単純炭水化物（単糖類）はなるべく控える
> ● 中鎖脂肪酸は吸収・燃焼が早く, 短鎖脂肪酸と同様に大腸から吸収されるので摂取をすすめる

ストマ排出量が多い場合の対処法は下記に準じて行う．ただし，下記は英国の文献を参考にしたものであり，※の記載がある箇所は本邦の保険診療に準じて施行する必要がある[5]．

1）他の原因を除外
Clostridioides（clostridium）difficile などの感染症，器質的疾患の除外，ステロイド離脱や消化管運動機能改善薬投与の有無をチェックする．

2）初期治療　電解質喪失を制限
飲水制限，ロペミン16 mg/日※の開始（食前，就寝前の1日4回），Mgを含めた血液検査によるモニタリングをする．

3）薬物治療
飲水制限，ストマ排液が3 Lを超えるようであれば絶飲食としストマ排泄量を測定，経口補水液（oral rehydration solution：ORS）を1 L/日で開始する，ロペミンを32 mg/日※へ増量，PPIを開始，Mgのモニタリングと補正をする．

---

column **ORSの組成**
ORSの組成は下記を参考にされたい．
■ St. Mark's Hospital Formula
下記を水に溶かし1 Lとする
・グルコース	20 g
・NaCl	3.5 g
・炭酸水素Na	2.5 g

■ WHO Oral rehydration salts
下記を水に溶かし1 Lとする
・NaCl	2.6 g
・KCl	1.5 g
・クエン酸三Na	2.9 g
・グルコース	13.5 g

4）追加の薬物治療

　リン酸コデイン60～240 mg/日*の追加（食前，就寝前の1日4回，腎不全は禁忌），ロペミン増量*，ストマ排出量が2Lを超えるようであれば，オクトレオチド*をトライする．

3. 注意すべき合併症

1）尿路結石

　短腸症候群では脂肪吸引が低下するため，腸管内で余剰の脂肪酸とCaが結合し，可溶性のシュウ酸Naが増加する．よって，Caと結合しないシュウ酸Naは体内に吸収されやすくシュウ酸塩腎結石を発症しやすくなる．**予防には低シュウ酸食，カルシウム製剤の内服，低脂肪食が有効**とされる．

2）胆石症

　胆汁酸吸収障害による胆汁酸プール減少のために胆石が形成されやすくなる．利胆薬の投与が推奨される．

3）D-乳酸アシドーシス

　小腸内の細菌が異常増殖することでアシドーシスを呈する．

4）腸管不全合併肝障害（intestinal failure-associated liver disease：IFALD）

　以前は静脈栄養合併肝障害（parenteral nutrition-associated liver disease：PNALD）と呼ばれていたが，その病態には静脈栄養だけでなく腸管不全に伴う腸内細菌叢の異常や腸管の内分泌・代謝機能などが深く関与していることから最近はIFALDと呼ばれることが多い．**治療として，静脈栄養の過剰投与を避ける，脂質投与量の適切化，経腸栄養の強化，静脈栄養の周期的投与，利胆薬など**があげられるが，近年，海外ではω3系の静脈注射用脂肪乳剤が使用可能となり胆汁流出の改善，肝脂肪化の軽減，抗炎症作用などが報告されている．

4. 静脈栄養の実際

● 手術後，回復適応期を迎えるまではTPNをベースに栄養療法を行う．腸蠕動亢進期にはエネルギー代謝が亢進するため，必要量の充足に努める

● ストマ排液量が多量である場合は厳重な水電解質モニタリングを行い，積極的に補充する

● 脂溶性ビタミンやビタミン B_{12} の低下をきたしやすいため，TPN用ビタミン製剤の併用は必ず行う．また，定期的にモニタリングを行い，不足している場合は積極的に補充する

● 肝機能障害を避けるため，静脈栄養では適量の脂肪乳剤を併用する．また，可能な限り経腸栄養を併用する

● 周期的なTPN投与法（cyclic TPN）が肝機能障害の改善に寄与するとの報告もある

● 処方例

体重65 kgの場合：1,900 kcal/日，80 g/日のアミノ酸投与を目標とすると

Rp.1	
エルネオパ® NF2号輸液　2,000 mL/袋	1袋
アミニック® 輸液　200 mL/袋	1袋
→	
PICCカテーテル本管より90 mL/時で24時間投与	
（合計2,200 mLのうち，2,160 mL分を投与）	
Rp.2	
イントラリポス® 輸液20%　100 mL/袋	1袋
→	
PICCカテーテル側管より30 mL/時で全量投与	

処方パラメータ	
エネルギー量	1,889 kcal
投与輸液量※	2,235 mL
糖	344 g
アミノ酸	79 g
脂肪	20 g
NPC/N比	129

※ 20%脂肪乳剤の水分含有率は約75%とする

5. 経腸栄養の実際

- ストマ排液量をモニタリングしながら，経口補水液から開始する
- 浸透圧の高いものや低いものを経口的に摂取すると体内と腸管内で水分や電解質の移動が起こり，ストマ排液量や体液量，電解質バランスの変動をきたす可能性がある．経腸栄養開始時には厳重なモニタリングを必要とする
- たんぱく質の吸収の観点からペプチドを窒素源とする消化態栄養剤を選択する
- 主要栄養素のなかでも脂肪は最も吸収が阻害されやすいため，脂肪が少ない栄養剤を選択する
- 中鎖脂肪酸は長鎖脂肪酸より吸収されやすいことを念頭に，中鎖脂肪酸含有比率が高いツインライン®やペプタメン®スタンダードなどを選択する
- 短腸症候群の場合，十分な吸収がされないままストマ排液として排出されるため，経腸栄養の吸収率が不明となる．よって，エネルギー投与量は体重の推移を見ながら調節することが重要である

● **処方例　静脈栄養の併用がある場合，経腸栄養開始時**

製剤名	消化態栄養剤 ペプチーノ®
容量（mL）	480
熱量（kcal/容器）	480
総遊離アミノ酸量（g/容器）	17

体重 50 kg の場合：1,500 kcal/日，60 g/日のアミノ酸投与とすると

	480 mL（20 mL/時）

合計 480 kcal アミノ酸 17 g

静脈栄養を併用し，エネルギー必要量を充足する
脂肪乳剤は必ず併用する

● 処方例　在宅経腸栄養

製剤名	消化態栄養剤 ツインライン® NF
容量（mL）	400
熱量（kcal/容器）	400
総遊離アミノ酸量（g/容器）	16.2
本数	4

体重50 kgの場合：1,500 kcal/日，60 g/日のアミノ酸投与とすると

	1,560 mL（65mL/時）

合計1,560 kcal　アミノ酸63 g

適量の白湯を追加する

文献

1）「静脈経腸栄養ガイドライン　第3版」（一般社団法人日本静脈経腸栄養学会/編），照林社，2013

2）Messing B, et al：Long-term survival and parenteral nutrition dependence in adult patients with the short bowel syndrome. Gastroenterology, 117：1043-1050, 1999

3）小山 真，他：小腸広範切除後の代謝と管理. 外科治療，51：43-50, 1984

4）Bielawska B & Allard JP：Parenteral Nutrition and Intestinal Failure. Nutrients, 9：doi:10.3390/nu9050466, 2017

5）Baker ML, et al：Causes and management of a high-output stoma. Colorectal Dis, 13：191-197, 2011

8. がん（化学療法・放射線療法）

point

	担がん状態
エネルギー	25〜35 kcal/kg
たんぱく質	1.0〜1.2 g/kg

化学療法や放射線療法中は，個々の副作用に適切に対処することが栄養療法を施行するうえでも重要となる．エネルギー量は30 kcal/kg/日を基点に設定し，治療経過をみながら増減する．特に消化器症状を伴う場合は，吸収量などを考慮したうえで，栄養量や栄養経路を選択する．

終末期には水分が過剰とならないように留意する．

1. 病態

がん患者の治療は，①局所療法（外科的切除，放射線治療，ラジオ波，凍結療法など），②全身療法（化学療法，免疫療法）がある．病巣そのものや治療の影響でバリア障害や生体機能の異常，免疫不全をきたしやすく，感染症に罹患しやすい．

がんに伴う全身状態の悪化，気道，消化管，尿管の閉塞，肝障害，嚥下障害，低栄養，併存症などはその後の治療に影響を与える．化学療法中には悪心・嘔吐，味覚異常，口内炎などが誘発され，食思不振や摂取量の減少などをきたしやすい．また，口腔粘膜は移植前処置などで傷害されやすいため，口腔ケアを重視する．

2. 栄養管理におけるポイント

　がん治療を開始する際には必ず栄養状態を評価し，栄養不良状態に陥る前に栄養管理を開始する．

　がん悪液質は食欲不振，虚弱，貧血などを伴い，抗がん剤治療の有効性に影響を及ぼし，予後を悪化させる．がん悪液質のメカニズムとして，TNF-α，IL-1β，IL-6などの炎症性サイトカイン活性化は，さまざまな代謝異常や食欲不振に深く関与している．また，がん細胞から産生されるタンパク質分解誘導因子（PIF）はタンパク分解を促進するとともに，タンパク合成を抑制するため，骨格筋タンパクの低下や体重減少を引き起こす．

　栄養状態の悪化は，治療中断による予後に直接的に影響するほか，感染や倦怠感の原因となり，総じて全身状態の悪化につながる．また，手術により臓器欠落症状を有する場合は，それに応じた栄養管理を要する．がんの病態や治療により，電解質異常をきたすことが多く，細心の注意を払う．

---

column　がんと体重変化

　がんに伴う体重減少は，がん関連体重減少（cancer-associated weight loss：CAWL）と，がん誘発性体重減少（cancer-induced weight loss：CIWL）に大別される

・CAWLは，消化管の狭窄や閉塞，治療による食欲不振，告知による精神的ストレスなどによる食事摂取量の低下が原因とされ，エネルギー，たんぱく質などの充足による通常の栄養療法により改善が期待できる

・CIWLは，免疫細胞から分泌されるサイトカイン（IL-6，IL-1β，TNFαなど）による持続する炎症や，がん細胞から放出されるペプチド〔LMF（lipid mobilizing factor），PIF（proteolysis-inducing factor）など〕による脂肪組織および骨格筋の崩壊を伴う悪液質状態であり，通常の栄養介入では改善が困難とされる

3. 栄養切替・経路切替のポイント

　1週間以上十分な経口摂取ができないと予想される場合には，経腸栄養・静脈栄養の適応である．そのため，臨床症状などを総合的に評価して経路選択をする．基本的には腸が使えたら腸を使うという原則に従い，決定する．

　がんの進行に伴う高度の消化管機能不全がある場合や，治療に伴う副作用としての消化管毒性がある場合など，経口摂取・経腸栄養が不可能または不十分な患者には静脈栄養の適応がある．

　頭頸部腫瘍や食道がんなどの放射線療法や化学療法施行時による粘膜炎で経口的に必要量を摂取できない場合には経管栄養を選択し，著しい疼痛を有する際は輸液での補充を図る．

4. 静脈栄養の実際

　化学療法中の患者は，原疾患による経口摂取量の減少に加えて，抗がん剤による消化器症状の発現の頻度が高い（**表**）．一方，放射線療法では，照射する部位によって経口摂取量低下の要因は異なる．通常，照射開始早期より唾液分泌障害や口腔内乾燥を生じ，経過とともに放射線性食道炎を認める（**図**）．照射終了後の経過で食道炎自体は改善する場合が多いものの，分泌機能障害は長期に亘って遷延する場合があるほか，嚥下機能障害を生じる場合がある．一時的な経口摂取量の低下に対しても静脈栄養の併用を検討し，必要量に応じて末梢静脈栄養（PPN），中心静脈栄養（TPN）を選択する．エネルギー投与量やアミノ酸量は各疾患に準じた組成とする．化学療法中は，水分負荷の輸液が多いため，水分投与量に注意する．

表● 化学療法に伴う副作用発現

	発現時期			
	投与日	1週間以内	1～2週間後	3～4週間後
主な副作用	・アレルギー反応 ・嘔気，嘔吐 ・便秘，下痢 ・血管痛 ・発熱 ・血圧低下	・全身倦怠感 ・遅発性嘔気，嘔吐 ・遅発性便秘，下痢 ・食欲不振	・口内炎 ・胃もたれ ・白血球減少 ・血小板減少 ・貧血 ・出血 ・感染症	・脱毛 ・皮膚の角化 ・皮膚の色素沈着 ・耳鳴り ・手足のしびれ ・味覚障害 ・膀胱炎

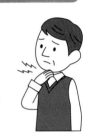

放射線療法でみられる主な副作用

急性期の副作用（照射後3カ月以内に発症するもの）
● 皮膚炎
● 口腔や咽頭の粘膜炎
● 唾液の分泌障害や口腔乾燥
● 味覚障害　など

晩期の副作用（照射後6カ月～数年以内に発症するもの）
● 皮膚が硬くなる
● 唾液の分泌障害や口腔乾燥
● 味覚障害
● 摂食嚥下障害
● 軟骨や下顎骨の炎症　など

※薬物療法と併用する場合（化学放射線療法）では，皮膚症状や粘膜炎などの副作用が強く現れることがあります．

図● 放射線治療でみられる主な副作用

「がん免疫.jp HP」（小野薬品工業，ブリストルマイヤーズ スクイブ）より引用

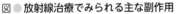

●胃がん stage Ⅲ FP療法（5-FU + CDDP）1クール目施行中の患者

- day3 より嘔吐を認め，経口摂取量が約 300 kcal/ 日に減少
- PICC カテーテルより TPN を施行

●処方例

体重50kgの場合：1,500kcal/ 日を目標とすると

Rp.1	
フルカリック® 1号輸液　1354.5 mL/ 袋	1袋
塩化 Na 補正液　20 mL/ 管	2管
メドレニック® 注シリンジ　2 mL/ キット	1キット
→	
中心静脈カテーテル本管より 60 mL/ 時で全量投与	
Rp.2	
イントラリポス® 輸液20%　100 mL/ 袋	1袋
中心静脈カテーテル側管より 20 mL/ 時で全量投与	

処方パラメータ	
エネルギー量	1,040 kcal
投与輸液量※	1,472 mL
糖	180 g
アミノ酸	30 g
脂肪	20 g
NPC/N比	197

※ 20%脂肪乳剤の水分含有率は約75%とする

5. 経腸栄養の実際

　がん治療として明らかな有効性を示す栄養素は現時点では認められないが，がんに起因する代謝異常を是正することはがん細胞の増殖を抑制し，がん患者の予後を改善するために重要であると考えられている．n-3系脂肪酸（EPA：エイコサペンタエン酸）はサイトカイン抑制や，悪液質誘発因子の活性阻害作用により，体タンパク崩壊の抑制に効果があると注目されており，悪液質への進行を遅らせる可能性がある．

　頭頸部腫瘍や食道癌などの放射線療法や化学療法施行時による粘膜炎で経口的に必要量を摂取できない場合には経管栄養を選択し，著しい疼痛を有する際は輸液での補充を図る．

●担がん状態（EPAを補充したい場合）

- 50 kgの場合：エネルギー1,500 kcal/日，たんぱく質65 g/日，水分1,500 mL/日（エネルギー30 kcal/kg/日，たんぱく質1.3 g/kg/日）
- プロシュア：間欠投与，白湯600 mL

● 製品

製品名	プロシュア®
容量（mL）	220
熱量（kcal/容器）	280
たんぱく質（g/容器）	14.6
脂質（mg/容器）	5.6
亜鉛（mg/容器）	5.5
その他	EPA・DHAを高含有

● 処方例

製品	エネルギー (kcal)	たんぱく質 (g)	脂質 (g)	水分 (mL)	EPA (g)
プロシュア（1,100 mL）	1,400	73	28	875	5

文献2を参考に作成

文献

1）「静脈経腸栄養ガイドライン 第3版」（日本静脈経腸栄養学会／編），照林社, 2013

2）Fearon KC：Cancer cachexia: developing multimodal therapy for a multidimensional problem. Eur J Cancer, 44：1124-1132, 2008

9. 重症病態

point

	発症1週間未満	発症1週間以上
エネルギー	25 kcal/kg/日未満	25～30kcal/kg/日
たんぱく質	1.2～2.0 g/（実測体重）kg/日	
脂質	エネルギー投与量の20～40%	
糖質	2 g/kg/日以上	

文献1を参考に作成

1. 病態

外傷，熱傷，重症感染症，多臓器不全など重症病態患者は，**「疾病」ごとの栄養管理だけでなく，呼吸不全や感染症などの重症度に応じた栄養管理が必要**である．重症敗血症や広範囲熱傷，重症外傷などでは，過大侵襲による視床下部-下垂体-副腎系を主とした神経-内分泌の賦活化や，サイトカインを中心とした免疫応答によって，代謝反応や異化亢進状態が急速に進展し，高度の栄養障害をもたらす．

115

2. 栄養管理におけるポイント

　重症病態患者では急速に栄養状態が悪化するので，栄養評価を繰り返し行い，エネルギー必要量の充足に努める．重症病態患者は，重症化とともに進行する血管透過性の変化，体重変化，タンパク合成能低下などをきたすため，これらを考慮しながら栄養管理を行う．また，下痢や便秘などの腸管合併症をきっかけに重症化しやすいので厳重なモニタリングも重要である．

　重症化以前に栄養障害がない症例では，急性期の初期1週間は，エネルギー消費量よりも少なく投与しても問題がない．しかし，それ以降はエネルギー必要量を確実に充足する必要がある．

3. 栄養切替・経路切替のポイント

　経腸栄養が施行可能である限りは経腸栄養（EN）を優先する．腸が使えれば24時間以内，遅くとも48時間以内に経腸栄養を開始する．

■ 静脈栄養（PN）が適応の場合
- 初期1週間において，持続的な経腸栄養によるエネルギー投与量が平均20 kcal/時未満の患者
- 栄養リスクの高い症例で，経腸栄養開始後72～96時間以内に経腸栄養単独で必要栄養量を投与できないと判断される場合には，静脈栄養を開始（併用）し，1週間程度を目安に目標投与量に到達するような管理方法を実施する

■ 中心静脈栄養（TPN）が適応の場合
- 2週間以上の静脈栄養が必要な場合
- 経静脈的に高エネルギー投与が必要な場合

■ 経腸栄養が適応の場合

- 腸管蠕動の確認を経腸栄養開始の条件としない
- 循環動態不安定な患者に対しては，蘇生されて血行動態が安定（平均血圧 60 mmHg）するまでは経腸栄養の開始を控える
- 栄養投与中のショックあるいは非閉塞性腸管壊死などの発症に留意し，その徴候を認めた場合には経腸栄養を中断する
- 誤嚥のハイリスク患者や経胃投与に不耐性を示す患者に対しては，幽門後経路による投与を考慮する
- 患者の経腸栄養に対する耐性として，疼痛や腹部膨満感の訴え，理学所見，排ガス・排便，腹部 X 線写真などをモニタリングする
- 不耐性を示す他の徴候がない場合，胃内残量 < 500 mL であれば経腸栄養は中断しない
- 気管挿管患者の経腸栄養中は 30 〜 45°のセミファーラー位を維持することが望ましい

4. 静脈栄養の実際

- 腎機能障害のない患者，および腎機能障害があっても持続的血液ろ過透析（CHDF）や透析などの腎代替療法導入後の患者に対しては，処方例のようにアミニック®を使用する
- 腎機能障害がありCHDFや透析などの腎代替療法導入前の患者に対しては，アミニック®をネオアミユー®に変更する
- 血栓症や血液凝固障害があると脂肪乳剤は投与禁忌になる．脂肪を含む経腸栄養剤から脂肪を補給するようにする

● 処方例

体重50kgの場合：1,500 kcal/日，60 g/日のアミノ酸投与を目標とすると

Rp.1	
大塚糖液50%　200 mL/袋	3袋
アミニック®輸液　200 mL/袋	3袋
エレジェクト®注シリンジ　2 mL/キット　1キット	
ビタジェクト®注キットA液5 mL/B液5 mL 1キット	
→	
中心静脈カテーテル本管より50 mL/時で24時間投与	
（合計1,212 mＬのうち，1,200 mＬ分を投与）	
Rp.2	
イントラリポス®輸液20%　100 mL/袋	1袋
→	
中心静脈カテーテル側管より25mL/時で全量投与	

処方パラメータ	
エネルギー量	1,626 kcal
投与輸液量※	1,275 mL
糖	297 g
アミノ酸	60 g
脂肪	20 g
NPC/N比	154

※20%脂肪乳剤の水分含有率は約75%とする

5. 経腸栄養の実際

重症患者では，ペプチドを窒素源とする消化態栄養剤を用いた経腸栄養剤が有用である．

アルギニンを強化した免疫調整栄養剤は重症感染症の患者に使用しない．グルタミンを強化した経腸栄養の投与を熱傷と外傷患者で考慮する．

● 処方の選択肢

製品名	明治メイン®	ペプタメン® インテンス	ペプタメン®AF
容量	200	200	200
熱量（kcal/容器）	200	200	300
たんぱく質（g/容器）	10	18.4	19.0
脂質（g/容器）	5.6	7.4	13.2
グルタミン（mg/包）	2,180	3,490	3,410
アルギニン（mg/包）	300	470	460

65 kgの場合：1,800 kcal/日，たんぱく質78〜130 g/日の投与とすると

10 mL/時で投与を開始した場合	240 kcal たんぱく質12 g	240 kcal たんぱく質22.0 g	360 kcal たんぱく質22.8 g
1日3回200 mL/時で間欠投与した場合	600 kcal たんぱく質30 g	600 kcal たんぱく質55.2 g	900 kcal たんぱく質57 g

5〜7日間で目標投与エネルギー量に到達することをめざす

文献

1) 日本集中治療医学会重症患者の栄養管理ガイドライン作成委員会：日本版重症患者の栄養療法ガイドライン．日集中医誌，23：185-281，2016
2) 「静脈経腸栄養ガイドライン 第3版」（日本静脈経腸栄養学会/編），照林社，2013
3) 「日本版 重症患者の栄養療法ガイドライン 総論2016&病態別2017（J-CCNTG）ダイジェスト版」（日本集中治療医学会 重症患者の栄養管理ガイドライン作成委員会/編），真興交易（株）医書出版部，2018

10. 脳血管障害

	急性期 〈脳浮腫治療〉	亜急性期 〈リハビリ〉	慢性期 〈臥床〉
エネルギー	22〜25 kcal/kg/日	30〜35 kcal/kg/日	25〜30 kcal/kg/日
たんぱく質	−	1.0〜1.2 g/kg	0.9〜1.1 g/kg
脂質	−	10〜30 % 脂肪乳剤の静脈 投与	25〜35 %
その他	十分な水分を 投与する	食事摂取基準に 準ずる	食事摂取基準に 準ずる

1. 病態

脳血管障害は，出血性病変のくも膜下出血と脳出血，虚血性病変の脳梗塞の3つに大別される．脳梗塞は，発症機序から脳血栓と脳塞栓に分けられ，臨床病型からは，アテローム血栓性脳梗塞，心原性脳梗塞，ラクナ梗塞に分けられる．

意識障害や嚥下障害，片麻痺，失語，同名半盲，高次脳機能障害などの神経症状によって，適切な栄養管理の選択が必要となる．

2. 栄養管理におけるポイント

脳血管障害は，**基本的に消化管機能は障害されていないので，経口摂取または経腸栄養（EN）が選択**される．高齢者ではサルコペニアを有するものが多く，早期の栄養評価とリハビリを支える十分な栄養管理が必要になる．

特に，嚥下障害は独立した予後不良因子とされており，**嚥下機能評価は必須**である．また，意識障害や嚥下障害などによって口腔機能の低下が起こるため，口腔ケアも重要である．

3. 栄養切替・経路切替のポイント

■ 急性期（脳浮腫治療）

- 脳圧亢進がある症例では脳浮腫治療を優先しながら静脈栄養（PN）を行う
- 脳血管攣縮予防のため，十分な水分投与が必要である
- 軽症例では経口摂取を開始するが，開始前に必ず意識障害の有無や嚥下機能を評価する
- 経口摂取が困難な場合は早期から経腸栄養を開始する

■ 亜急性期（リハビリ）

- 重度の意識障害や脳圧亢進による嘔吐の危険性が高い場合は，発症1週間ぐらいから経腸栄養を開始する
- 積極的なリハビリのために十分なカロリーを投与する
- 嚥下リハビリの状況に応じて，できるだけ経口摂取に移行していく
- 嘔吐や誤嚥，消化器合併症が続く場合，中心静脈栄養（TPN）が長期にわたることもある

■ 慢性期（リハビリ，臥床）

- 1カ月以上経腸栄養が必要な場合には胃瘻造設が推奨される
- 嚥下リハビリを積極的に進めるためにも，胃瘻を造設して経腸栄養と経口摂取の併用をめざす

4. 静脈栄養の実際

1）重症例で発症後1週間，中心静脈栄養（TPN）の場合

● 処方例

体重70 kgの場合：2,200 kcal/日，60 g/日のアミノ酸投与を目標とすると

Rp1.	
エルネオパ®NF2号　2,000 mL/袋　　　　　1袋	
→	
中心静脈カテーテル本管より80 mL/時で24時間投与	
（合計2,000 mLのうち，1,920 mL分を投与）	
Rp2.	
イントラリポス®輸液20%　100 mL/袋　　　2袋	
→	
中心静脈カテーテル側管より30 mL/時で全量投与	
Rp3.	
グリセオール®注　200 mL/袋　　　　　　　2袋	
→	
中心静脈カテーテル側管より100 mL/時で9時・21時に投与	

処方パラメータ	
投与エネルギー	2,208 kcal
投与輸液量※1	2,470 mL
糖※2	336 g
アミノ酸※2	58 g
脂肪※2	40 g
NPC/N比※2	193

※1　20%脂肪乳剤の水分含有率は約75%とする
※2　グリセオール製剤を除く

> ● 脳浮腫治療に用いられるグリセオール®注はグリセリンと果糖の配合製剤で，116.8 kcal/200 mlである

2）軽症例で経口摂取開始時

● 処方例

体重60 kgの場合：1,500 kcal/日，60 g/日のアミノ酸投与を目標とすると

Rp1.	
ビーフリード®輸液　1,000 mL/袋　　　　　1袋	
→	
末梢静脈カテーテル本管より80 mL/時で全量投与	
Rp2.	
イントラリポス®輸液20%　100 mL/袋　　　2袋	
→	
末梢静脈カテーテル側管より30 mL/時で全量投与	
＋嚥下訓練食200 kcal×3回	

処方パラメータ	
投与エネルギー	820 kcal ＋経口摂取量
投与輸液量※1	1,150 mL ＋経口摂取量
糖※2	75 g
アミノ酸※2	30 g
脂肪※2	40 g
NPC/N比※2	149

※1　20%脂肪乳剤の水分含有率は約75%とする
※2　嚥下訓練食摂取量を除く

> ● 経口摂取量が増えれば末梢静脈栄養の内容を減らしていく

5. 経腸栄養の実際

1）発症1カ月以内の経口摂取不可能例の場合

● 処方例　栄養経路：経鼻胃管

製剤名	液体標準組成濃厚流動食 MA-ラクフィア®1.0
容量（mL）	400
熱量（kcal/容器）	400
水分（mL/容器）	339

	400 kcal×3回 (100〜200 mL/時)

合計水分量1,600 mL, 1,200 kcal, たんぱく質48 g

適量の水分を追加する

- 水分は，濃厚流動食投与の30分前に投与する
- バソプレシン分泌過剰症（SIADH）や中枢性尿崩症などに
  よってNa濃度の異常をきたすことが多い

2）発症1カ月後，嚥下障害あり，経口摂取・経腸栄養併用例，体幹・嚥下リハビリ中の場合

● 処方例　栄養経路：PEGカテーテル

製剤名	半固形状流動食 カームソリッド®300
容量（mL）	400
熱量（kcal/容器）	300
水分（mL/容器）	349

	300 kcal×3回，ボーラス投与 +嚥下訓練食200 kcal×2回（昼・夕），朝は覚醒状態が悪いので注入のみ

合計水分量1,750 mL, 1,300 kcal, たんぱく質34＋α g

適量の水分を追加する

- 半固形状流動食の短時間投与によって，食事やリハビリの
  時間が確保できる
- 水分→経口摂取→半固形流動食の順に投与する

11. 糖尿病

point

糖尿病性腎症の食事摂取基準		
	1～2期	3期	4期
エネルギー	25～30 kcal/kg		25～35 kcal/kg
たんぱく質	1.0～1.2 g/kg（20％エネルギー以下，健常人と同程度）	0.8～1.0 g/kg	0.6～0.8 g/kg
塩分	高血圧があれば6 g未満	6 g未満	6 g未満
カリウム	制限せず	適宜制限（高カリウム血症があれば＜2,000 mg）	＜1,500 mg
その他	・炭水化物量130 g以上（エネルギーの65％以下） ・脂質25％以下（血糖上昇抑制効果を期待して一過不飽和脂肪酸を強化した経腸栄養剤を選定してもよい） ・食物繊維を強化		

- エネルギー投与量は，25～30 kcal/kgを目安とし，侵襲の程度に応じて調整する
- 炭水化物量は最低130 g/日以上は投与する
- たんぱく質投与量は1.0～1.2 g/kgあるいは総エネルギー量の15～20％を目安とし，侵襲の程度に応じて調整する
- 糖尿病性腎症があれば，初期0.8～1.0 g/kg，進行期0.6～0.8 g/kg，維持透析導入後1.0～1.3 g/kgとする

1. 病態

　糖尿病は，**インスリン作用不足により生じる慢性の高血糖を主徴とする代謝疾患群**である．成因により，1型糖尿病，2型糖尿病，その他の特定機序・疾患による糖尿病，妊娠糖尿病に分類される．高度のインスリン作用不足は，急性代謝失調を惹起し，糖尿病ケトアシドーシス（diabetic ketoacidosis：DKA），高血糖高浸透圧症候群（hyperosmolar hyperglycemic syndrome：HHS）を招来する．

　血糖コントロールの悪化は予後を著しく悪化させる．特に重症病態下では，過剰なインスリン投与による重症低血糖の頻度の上昇と死亡率の上昇との関与が示唆されており，**低血糖の回避が課題**となる．

- 栄養療法施行中の至適血糖管理目標は150 mg/dL 未満とし，少なくとも180 mg/dL 以下の範囲で調節する
- 急性期の血糖管理目標は，空腹時血糖140 mg/dL 未満，随時180 mg/dL 未満，慢性期は，血糖値とHbA1c をできるだけ正常に近い値に調整する

2. 栄養管理におけるポイント

　定期的に栄養評価をしつつ，適正な栄養量に調整する．糖尿病だからと画一的にエネルギー制限をしてはならない．

　目標血糖値を維持するためには過剰な糖質投与を避け，必要時にはインスリンの静脈内持続投与を行う．

　感染症の発症時や，ステロイド，カテコラミン製剤の使用時などの重症病態では，侵襲に伴うインスリンの感受性低下による高血糖と耐糖能の低下を惹起し，血糖値が変動しやすいことに留意する．また，高血糖状態は好中球の機能低下，顆粒球の貪食能の低下，細胞内殺菌能の低下を惹起し，感染症などのリスクとなる．安定した血糖管理は，術後感染症発生抑制，術後在院日数の短縮，入院費用の削減にも有用とされる．重症患者

では，低血糖回避のためにも4時間ごとの血糖測定が望ましい．

高齢糖尿病では，高血糖・重症低血糖・大血管症がフレイル発症のリスク因子となる．高齢者には，サルコペニア予防としてたんぱく質が不足しないよう十分に配慮する．

3. 栄養切替・経路切替のポイント

臨床症状などを総合的に評価して経路選択をする．基本的には腸が使えたら腸を使うという原則に従い，決定する．

4. 静脈栄養の実際

糖尿病患者に対する静脈栄養（PN）処方では，グルコースを直接血管内に注入するため，患者個々の病態に応じたPFCバランスが重要である．特に**脂肪乳剤は糖質の投与量を減じることができるため積極的に投与を検討する**．

また，インスリンはグルコース投与量に応じた投与が必要となるが，インラインフィルターだけでなく，輸液バッグへの吸着が報告されているため，原則側管より投与する．糖質としてグルコース（G）の負荷量を軽減するためにフルクトース（F），キシリトール（X）をG：F：X＝4：2：1で配合したGFX製剤を使用してもよい．なお，経腸栄養（EN）と併用する場合には，血糖モニタリングの結果に応じて静脈栄養からの糖質負荷量を減じる．

間欠的静脈栄養は，単一時間あたりの糖質負荷量が多くなるため，血糖の乱高下リスクに注意する必要があるので極力避けるべきである．

1) 経口・経腸栄養ともになく，TPNでの処方設計

● **処方例**

体重60 kgの場合：1,500 kcal/日，60 g/日のアミノ酸投与を目標とすると

Rp.1		
ピーエヌツイン®-2号　1,100 mL/袋		1袋
アミニック®輸液　200 mL/袋		1.5袋
エレメンミック®注　2 mL/キット		1キット
マルタミン®注射用		1バイアル
→		
PICCカテーテル本管より60 mL/時で全量投与		
Rp.2		
イントラリポス®輸液20%　250 mL/袋		1袋
→		
PICCカテーテル側管より30 mL/時で全量投与		

処方パラメータ	
エネルギー量	1,460 kcal
投与輸液量※	1,590 mL
糖	180 g
アミノ酸	60 g
脂肪	50 g
NPC/N比	134

※20%脂肪乳剤の水分含有率は約75%とする

2) 処方例2

● 160 cm，60 kg 投与エネルギー 1,500 kcal，アミノ酸投与量 60 gの場合

3) 糖尿病用経腸栄養剤を900 kcal投与中，PPNでの処方設計

● **処方例**

体重60 kgの場合：1,500 kcal/日，60 g/日のアミノ酸投与を目標とすると

Rp.1		
トリフリード®輸液　1,000 mL/袋		1袋
アミニック®輸液　200 mL/袋		1袋
→		
末梢静脈カテーテル本管より40 mL/時で24時間投与		
（合計1,200 mLのうち，960 mL分を投与）		
Rp.2		
イントラリポス®輸液20%　100 mL/袋		1袋
→		
末梢静脈カテーテル側管より30 mL/時で全量投与		

処方パラメータ	
エネルギー量	600 kcal
投与輸液量※	1,035 mL
糖	84 g
アミノ酸	16 g
脂肪	20 g
NPC/N比	220

※20%脂肪乳剤の水分含有率は約75%とする

5. 経腸栄養の実際

　安定した血糖管理にするためにも，経腸栄養剤用のポンプで注入量を調整することが望ましい．**血糖値の乱高下がある場合は，投与速度を調整（減速）するか，持続投与を検討する．**

　血糖調整用経腸栄養剤の特徴は，糖質量の調整や難消化性糖質の使用，MUFA（一価不飽和脂肪酸）の強化，食物繊維の添加などがあげられる．高血糖症例においては，標準的な栄養組成の栄養剤に比べて短期間の効果は認められているものの，中長期にわたる血糖，脂質プロファイル，糖尿病合併症の予防などに関する評価は得られていない．

● 製品

製品名	アイソカル®グルコパル®TF	リソース®グルコパル	グルセルナ®-REX	タピオン®α	明治インスロー®	ディムス®
熱量 (kcal/容器)	200	160	200	200	200	200
たんぱく質 (g/容器)	7.2	8.0	8.4	8.0	10.0	8.0
脂質 (g/容器)	9.0	5.3	11.1	9.0	6.6	5.6
炭水化物 (g/容器)	26.2	21.4	19.4	25.6	27.8	23.4
食物繊維 (g/容器)	5.2	2.0	1.8	3.6	3.0	4.8
その他	パラチノース・グアーガム分解物配合，アルギニン・カルニチン配合，MCT強化	アルギニン・カルニチン配合，MCT強化 1.28 kcal/mL	高脂質，低糖質，カルニチン・イノシトール配合	低浸透圧，カルニチン配合，タピオカデキストリン配合，一価不飽和脂肪酸強化	パラチノース・キシリトール配合，一価不飽和脂肪酸強化	食物繊維強化，EPA・DHA配合，糖尿病診療ガイドラインに基づく組成

●60 kgの場合

- エネルギー1,700 kcal たんぱく質60 g 水分1,800 mL
  （エネルギー28 kcal/kg/日，たんぱく質1.0 g/kg/日）

■ アイソカル® グルコパル®TF

- 持続投与（70 mL/時），白湯500 mL

● 処方例

製品	エネルギー (kcal)	たんぱく質 (g)	脂質 (g)	水分 (mL)	糖質 (g)	食物繊維 (g)
アイソカル® グルコパル®TF (1,680mL)	1,680	60.5	75.6 (40.5%)	1,344	176.4	43.7

文献

1) 「糖尿病治療ガイド 2018-2019」（日本糖尿病学会/編・著），文光堂，2018

2) 「静脈経腸栄養ガイドライン 第3版」（日本静脈経腸栄養学会/編），照林社，2013

3) Finfer S, et al：Intensive versus conventional glucose control in critically ill patients. N Engl J Med, 360：1283-1297, 2009

12. 慢性閉塞性肺疾患（COPD）

point

	急性期	慢性期
エネルギー	Harris-Benedict式による基礎代謝量×1.5〜1.7	
たんぱく質 エネルギー比	15〜20％	
脂質エネルギー比	30〜50％	25〜30％
塩分	肺性心合併時，塩分7〜8g以下	

1. 病態

慢性閉塞性肺疾患（chronic obstructive pulmonary disease：COPD）は喫煙習慣を有する中高年に発症する．

歩行時や階段を昇るときなどに息切れを感じる労作時呼吸困難や慢性のせきやたんを生じるほか，骨格筋の機能低下，栄養障害，骨粗鬆症などを伴う全身性の疾患である．

2. 栄養管理のポイント

- COPDでは，高率に栄養障害が問題となる
- 栄養障害の要因は，「エネルギー摂取量の減少」と「エネルギー消費量の増大」である
- 体重減量により筋タンパクが減少し，原疾患の予後を悪くする
- 体重減少は，呼吸機能とは独立した予後因子である
- 最近のメタアナリシスでは，COPD患者の56％がプレフレイル，20％がフレイルであり，高齢者COPDはフレイルの合併がCOPDでない高齢者の約2倍になる[1]
- 種々のパラメーターを用いて栄養状態を評価する（表）

表●栄養管理における評価項目

必須の評価項目
・体重（%IBW，BMI）
・食習慣
・食事摂取時の臨床症状の有無

行うことが望ましい評価項目
・食事調査（栄養摂取量の解析）
・簡易栄養状態評価表（MNA®-SF）
・%上腕位（%AC）
・%上腕三頭筋部皮下脂肪厚（%TSF）
・上腕筋囲（%AMC：AMC=AC- π ×TSF）
・体成分分析（LBM，FMなど）
・血清アルブミン
・握力

文献2を参考に作成

3. 栄養切替・経路切替のポイント

急性増悪により経口摂取が困難な状況であったり，人工呼吸器管理下で病態が不安定な場合には静脈栄養（PN）を選択する．嚥下機能低下などにより経口摂取が困難な場合に経腸，もしくは静脈栄養を選択する．

■ 中心静脈栄養（TPN）が適応の場合

● 合併症により経腸栄養が困難で2週間以上の静脈栄養が必要な場合

■ 末梢静脈栄養（PPN）が適応の場合

● 経口摂取が少なく，体液管理も含め輸液が必要な場合

■ 経腸栄養（EN）が適応の場合

● 人工呼吸管理下でも腸が機能していれば，経腸栄養を積極的に実施する

4. 静脈栄養の実際

　エネルギー密度の高い濃縮タイプのTPNキット製剤であるワンパル®2号を選択する．エネルギー必要量を充足し，と脂肪の投与比率を高めるためにイントラリポス®（250 mL）を併用する．

　本処方例の場合，脂肪の投与量は1日1.0 g/kgでガイドライン上の最大投与量となる．

● 処方例

体重50 kgの場合：1,900 kcal/日，60 g/日のアミノ酸投与を目標とすると

Rp.1	
ワンパル®2号輸液　800 mL/袋	2袋
→	
中心静脈カテーテル本管より60 mL/時で24時間投与	
（合計1,600 mLのうち，1,440 mL分を投与）	
Rp.2	
イントラリポス®輸液20%　250 mL/袋	1袋
→	
中心静脈カテーテル側管より25 mL/時で全量投与	

処方パラメータ	
エネルギー量	2,012 kcal
投与輸液量※	1,623 mL
糖	324 g
アミノ酸	54 g
脂肪	50 g
NPC/N比	219

※20%脂肪乳剤の水分含有率は約75%とする

5. 経腸栄養の実際

1) CO_2 が貯留している場合の選択

　CO_2 が貯留している場合には，**過剰な糖質負荷をさけ，脂肪含有率の高い経腸栄養剤の使用を検討**する．

　呼吸商は，二酸化炭素産生量/酸素消費量から算出される．つまり，呼吸商が小さい方が二酸化炭素は貯留しにくい．そのため，脂肪を基質に栄養摂取した場合の方が呼吸商が小さくなる．

● 処方の選択肢

	プルモケア®-EX	グルセルナ®-REX
容量（mL）	250	400
1包あたり（kcal）	375	400
たんぱく質エネルギー比	16.8	16.8
脂質エネルギー比	55	50.4
n-6/n-3比	4.1	3.1

2) CO_2貯留が認められない場合

　高脂肪でなくてもよい．筋タンパク保持のため**高たんぱく**で**抗炎症作用のあるn-3系脂肪酸が多い経腸栄養剤**が推奨される．

● 処方の選択肢

	ペプタメン®AF	明治メイン®
容量（mL）	200	200
1包あたり（kcal）	300	200
たんぱく質エネルギー比	25.2	20
脂質エネルギー比	40	25.2
n-6/n-3比	1.7	2

3) 経口から補助的に栄養補給する場合

　補助的に経口摂取する場合，**呼吸状態が安定していれば，脂肪含有の高いものにこだわらず，高濃度の栄養剤を選択**する．

● 処方の選択肢

	メイバランス®	テルミール®ミニ	イノラス®（医薬品）	エネーボ®（医薬品）
容量（mL）	125	125	187.5	250
1包あたり（kcal）	200	200	300	300
たんぱく質エネルギー比	15.2	14.8	16	18
脂質エネルギー比	25.2	34.2	29	28.8
n-6/n-3比		3.8		

● 処方例

Harris-Benedict式による基礎代謝量：1,000 kcal × 1.6 ＝ 1,600 kcalの場合

病態	経腸栄養剤	投与速度	エネルギー（kcal/日）	脂質（g/日）
CO_2が貯留時	プルモケア®-EX	45 mL/時	1,620	99
CO_2改善time	明治メイン®	65 mL/時	1,560	43.7
間欠投与へ	明治メイン®	200 mL/時 朝600-昼400-夕600mL	1,600	44.8

文献

1) Marengoni A, et al：The Relationship Between COPD and Frailty: A Systematic Review and Meta-Analysis of Observational Studies. Chest, 154：21-40, 2018

2)「COPD（慢性閉塞性肺疾患）診断と治療のためのガイドライン2018 第5版」（日本呼吸器学会COPDガイドライン第5版作成委員会/編），メディカルレビュー社，2018

13. 褥瘡

	炎症期	増殖期・成熟期
エネルギー	30〜35 kcal/kg/日	
タンパク質	1.25〜1.5 g/kg/日	1.0〜1.2 g/kg/日
脂質	25〜35 %	
その他	−	Znなど褥瘡治癒を促進させる栄養素の強化

1. 病態

　褥瘡とは，一般的に「**身体に加わった外力が骨と皮膚表層の間の軟部組織の血流を低下，あるいは停止させ，この状況が一定時間持続されることによって生じた不可逆的な阻血性障害**」と定義される．

　発症してからの時間経過によって，発赤，水疱，びらん，潰瘍といった病変を形成し，仙骨部，足外果部，踵，大転子部などの骨突出部位に好発する．

　重篤な合併症として，蜂窩織炎，壊死性筋膜炎，ガス壊疽，敗血症などがある．

2. 栄養管理におけるポイント

褥瘡の発生には栄養状態が密接に関連している．在宅高齢者では，低栄養が最大のリスク因子といわれている．「食事内容のカルテへの未記載」が独立したリスク因子であるとの興味深い報告もある（表1）．予防には**定期的な栄養評価の実施と十分量のエネルギー，たんぱく質，栄養素の摂取が必要**である．

褥瘡の治療には，治癒過程に合わせた適切な栄養管理が必要である．エネルギーは30〜35 kcal/kg/日または基礎エネルギー消費量（BEE）の約1.5倍，たんぱく質は1.2〜1.5 g/kg/日を目標とする（表2）．

栄養素として，Zn，アルギニン，n-3系多価不飽和脂肪酸，コラーゲン加水分解物，β-ヒドロキシ-β-メチル酪酸（HMB）などが褥瘡治癒を促進させる可能性がある．

表1 ● 褥瘡発生に関連する「栄養に関するリスクファクター」

・栄養摂取量の低下	・血清アルブミン値の低下
・低体重	・脱水
・BMIにかかわらず意図しない体重減少	・食事内容が未記載

文献1を参考に作成

表2 ● 褥瘡でのストレス係数とたんぱく質必要量の目安

目安となる病態	ストレス係数	必要蛋白質 （g /BWkg）
褥瘡治癒ほぼ完成，栄養状態改善	1.0	1.0
良性の肉芽が創面の50％を占め，栄養状態に明らかな改善傾向	1.1	1.1
通常の栄養管理開始時（局所の炎症兆候あり，ドレッシング1日1回以下）	1.2	1.2
局所の明らかな感染兆候あり，ドレッシング1日2回以上	1.3	1.3
全身的影響あり（発熱など），ドレッシング1日2回以上	1.4	1.4
前項に加えて肺炎などの消耗性疾患の合併あり	1.5〜	1.5〜

3. 栄養切替・経路切替のポイント

■ 炎症期

壊死組織の除去と感染制御が局所治療の目標となる.

この時期は**エネルギー必要量の充足が最も重要**である.創傷治癒に必要なたんぱく質がエネルギー基質として使われないよう,経口摂取,経腸栄養(EN),静脈栄養(PN)を組合わせて十分なエネルギーを補充する.

アルギニンは血管拡張作用や免疫細胞の賦活,タンパク質やコラーゲンの合成促進などの作用を有する.ただし,**重症感染症を伴う場合の投与は避ける**.

■ 増殖期

肉芽の形成促進が局所治療の目標である.

十分なたんぱく質とともに,**タンパク合成に関与するZnや,組織の貧血予防のためのFeやCu,コラーゲン合成や架橋形成に関与するビタミンA,ビタミンC**が栄養素として重要である.これらは,経口補助食品(oral nutritional supplement:ONS)で補充することができる.

■ 成熟期

上皮化がすみやかに進むような環境を整えることが目標になる.栄養素としては,**Ca,Cu,Zn,ビタミンA**が重要である.

4. 静脈栄養の実際

　仙骨の巨大褥瘡などでは便による汚染がしばしば問題となる.
そのような場合，中心静脈栄養（TPN）がよい選択となる.

●炎症期で絶食が必要な場合

● 処方例

体重50 kgの場合：1,700 kcal/日，60 g/日のアミノ酸投与を目標とすると

Rp1.
エルネオパ®NF2号　1,500 mL/袋　　　　　　1袋
アミパレン®輸液　200 mL/袋　　　　　　　　1袋
→
中心静脈カテーテル本管より70 mL/時で24時間
投与
（合計1,700 mLのうち，1,680 mL分を投与）

Rp2.
イントラリポス®輸液20％　100 mL/袋　　2袋
→
中心静脈カテーテル側管より20 mL/時で全量投与

処方パラメータ	
投与エネルギー	1,695 kcal
投与輸液量※	1,830 mL
糖	259 g
アミノ酸	64 g
脂肪	40 g
NPC/N比	143

※20％脂肪乳剤の水分含有率は約
　75％とする

● 便汚染が回避できるのであれば，早期に経口摂取をめざす

● 慢性腎臓病では，たんぱく過剰に注意する

5. 経腸栄養の実際

1）炎症期で経口摂取不可能かつ糖尿病を有する場合

● 処方例　栄養経路：経鼻胃管

製剤名	消化態栄養剤 グルセルナ®-REX	アルギニン高含有栄養補 助飲料 アルジネード®
容量（mL）	400	125
熱量（kcal/容器）	400	100
水分（mL/容器）	340	107
	400 kcal×3回	100 kcal×1回

合計水分量1,700 mL，1,300 kcal，たんぱく質55 g

適量の水分を追加する

● 糖尿病は，褥瘡発生のリスクが高いだけでなく，発症する

と治癒しにくい

● 脂質や低GIの糖質を含有する栄養剤や補助食品を用いる

2) 肉芽形成期，経口摂取不可能，リハビリ中の場合

● 処方例　栄養経路：PEGカテーテル

製剤名	半固形状流動食 カームソリッド®400	コラーゲン高含有栄養補助飲料 ブイ・クレスCP10®
容量（mL）	400	125
熱量（kcal/容器）	400	80
水分（mL/容器）	333	110

	400 kcal×3回，ボーラス投与	80 kcal×1回

合計水分量1,700 mL，1,280 kcal，たんぱく質57 g

適量の水分を追加する

● 半固形状流動食の短時間投与が可能なため，リハビリ時間
の確保や体位変換が容易となる

文献

1）Horn SD, et al：The National Pressure Ulcer Long-Term Care Study：
pressure ulcer development in long-term care residents. J Am Geriatr
Soc, 52：359-367, 2004

14. 小児

point

	0～ 5カ月	6～ 12カ月	1～ 7歳	7～ 12歳	12～ 18歳
エネルギー (kcal/kg/日)	90～120		75～90	60～75	30～60
たんぱく質 (g/kg/日)	2～3		1～1.2		0.8～0.9
脂質 (エネルギー比率)	50	40	20～30		

文献1を参考に作成

1. 特徴

　小児は，**成人に比べて各種栄養素の貯蔵量が少ないため，容易に栄養不良となりうる**．したがって，基礎疾患の治療を行う際には合併症の発症を予防し，成長・発達を妨げないように，適切な栄養管理を行う必要がある．

　また，小児期の栄養不良は，身体発育や知能発達に悪影響を及ぼし，生涯続く合併症を引き起こすこともある．したがって，栄養素の吸収，同化効率にも注意しながら，栄養投与量を適切に設定する必要がある．

　ビタミン，ミネラルについては，付録の日本人の摂取基準値を参考に過不足を確認されたい．

2. 栄養管理のポイント

　小児は，成人に比べて水分含有量が多く，水分出納の影響を受けやすい．1日に入れ替わる水分量は，成人では2〜4％であるのに比べ，小児では体重の10〜15％と多く，代謝回転もはやいため，脱水になりやすい．水分投与量を確認することはきわめて重要である（表1）．

表1● 水分投与量の目安

	平均体重（kg）	総水分量（mL/日）	体重あたり必要量（mL/kg/日）
生後3日	3.0	250〜300	80〜100
生後10日	3.2	400〜500	125〜150
3カ月	5.4	750〜850	140〜160
6カ月	7.3	950〜1,100	130〜155
9カ月	8.6	1,100〜1,250	125〜145
1歳	9.5	1,150〜1,300	120〜135
2歳	11.8	1,350〜1,500	115〜125
4歳	16.2	1,600〜1,800	100〜110
6歳	20.0	1,800〜2,000	90〜100
10歳	28.7	2,000〜2,500	70〜85
14歳	45.0	2,200〜2,700	50〜60
18歳	54.0		40〜50

文献2より引用

3. 栄養切替・経路切替のポイント

　小児期においても，消化管が機能している場合は生理的な栄養投与経路である経腸栄養（EN）を用いるのが基本である．
　一方で，静脈栄養（PN）は消化管の機能に依存することなく，必要な水分や栄養素や電解質を補うことができる．そのため，両者を上手く選択する必要がある．

> **静脈栄養が適応となる病態や疾患**
>
> - 消化管術後，腸管不全，麻痺性イレウス
> - 急性胃腸炎や胃・十二指腸潰瘍の急性期，消化管出血，炎症性腸疾患の活動期，壊死性腸炎など
> - 排液量の多い消化管瘻など
> - 集中管理を要する重症患者など

■ 中心静脈栄養（TPN）が適応の場合
- 2週間以上の静脈栄養が必要な場合
- 栄養状態改善のために高エネルギーの栄養輸液が必要な場合

■ 末梢静脈栄養（PPN）が適応の場合
- 短期的な栄養状態の場合

■ 経腸栄養が適応の場合
- 経口摂取困難
- 消化管の通過障害
- 消化管の消化・吸収障害
- 炎症性腸疾患
- 消化管手術の前後，先天性代謝疾患など

4. 静脈栄養の実際

　小児の静脈栄養では，児の年齢や体格に応じて必要栄養量を設定するが，新生児，低出生体重児は，体脂肪の貯蔵量が少なく，飢餓に対する耐用性が低い.

1）糖代謝

　耐糖能は成人に比べて優れているため**新生児・幼若乳児期では6〜8 mg/kg/分のグルコース投与速度で開始し，耐性をみながら目標値である10〜14 mg/kg/分まで漸増可能**である. ただし，8 mg/kg/分以上の投与速度では高血糖に陥りやすいことが報告されており，**注意深くモニタリング**する.

2) アミノ酸代謝

新生児・乳児期においては，アミノ酸代謝速度がきわめて速い．**芳香族アミノ酸（フェニルアラニン，チロシン）の分解酵素活性が低く**，蓄積による中枢神経障害が報告されている．糖質，脂質からの投与熱量を高く設定することで窒素利用効率の向上が期待でき，腎臓への負担も軽減できるため，**NPC/N比は200〜250程度を目安**とする．

3) 脂質代謝

新生児期には以下の理由で**脂肪投与が制限**される．

①リポタンパクリパーゼ（LPL）の活性が低い．②カルニチン合成が十分でない．③肝臓における代謝能が未熟である．

しかしながら，脂肪の蓄積量が少ないことから，非投与時には容易に必須脂肪酸欠乏をきたす．通常，**0.5〜1.0 g/kg/日から開始し，最大3 g/kg/日として目標量まで漸増**する．投与速度が0.1 g/kg/時を超えないように投与する．

● 処方例1

2カ月，体重5.0 kgの場合

ヴィーン®3G輸液　500 mL/袋	500 mL
プレアミン®-P　200 mL/袋	150 mL
50％ブドウ糖液　200 mL/袋	150 mL
エレジェクト®注シリンジ　2 mL/キット　1/4キット	
ビタジェクト®注キットA液5 mL/B液5 mL　1/4キット	
→	
中心静脈カテーテル本管より35 mL/時で全量投与	

処方パラメータ	
エネルギー量	445 kcal
投与輸液量	803 mL
糖	100 g
アミノ酸	11.4 g
脂肪	–
NPC/N比	227

● 処方例2

12カ月，体重9.0 kgの場合

Rp.1	
リハビックス®-K2号　500 mL/袋	500 mL
50％ブドウ糖液　200 mL/袋	150 mL
プレアミン®-P　200 mL/袋	300 mL
エレジェクト®注シリンジ　2 mL/キット　1/2キット	
ビタジェクト®注キットA液5 mL/B液5 mL　1/2キット	
→	
中心静脈カテーテル本管より40 mL/時で全量投与	
Rp.2	
イントラリポス®輸液20％　100 mL/袋	50 mL
中心静脈カテーテル側管より10 mL/時で全量投与	

処方パラメータ	
エネルギー量	911 kcal
投与輸液量※	994 mL
糖	180 g
アミノ酸	22.8 g
脂肪	10 g
NPC/N比	232

※20％脂肪乳剤の水分含有率は約75％とする

5. 経腸栄養の実際

1) 小児の場合

　小児の場合には，**乳児〜1歳程度までは人工乳，1歳〜1歳半以降には経腸栄養剤へ切り替えていく**（表2）．短腸症候群など消化吸収に問題がある場合には，成分栄養剤や消化態栄養剤を用いる．ミルクの水分含有量は多いため，水の追加は必要ない．しかしながら，経腸栄養剤は1 kcal/mLの場合でも水分含有量が約85 %のため，追加水がなければ脱水となることが多く，**水分投与量には注意が必要**である．

表2●経管栄養による投与量

月齢	参照体重 (kg)	エネルギー (kcal)	注入量 (mL)	注入回数	注入栄養
〜1カ月	–	450	100〜150	5〜6回	ミルク
2〜5カ月	5.9〜6.3	500〜550	150〜160		
6〜11カ月	7.8〜9.1	600〜750	160〜200		
12〜18カ月	9〜11	750〜950	160〜200	4〜5回	1回ずつ経腸 栄養剤へ
18〜2歳	11〜11.5	800〜1,050	250〜350		経腸栄養剤
3〜5歳	16.1〜16.5	900〜1,300	300〜400		

2) 乳児の場合

　乳児の場合にはアレルギー対策としてのペプチドミルクが使用できる．また，胃食道逆流のリスクのある場合にはとろみのついた人工乳エーアールミルク®を用いてもよい（表3）．

表3●人工乳の種類

普通ミルク	通常乳児用ミルク，9カ月以降フォローアップミルク
アレルギー用ミルク	ニューMA-1®，MA-mi®，ミルフィーHP®,明治エレメンタルフォーミュラ®，ペプディエット®
特殊ミルク	必須脂肪酸強化MCTフォーミュラ®
乳糖除去ミルク	ノンラクト®，ボンラクトi®
胃食道逆流症用ミルク	エーアールミルク®

3) 不足しがちな栄養素

　経腸栄養剤に移行後，長期的な在宅経腸栄養管理が必要な場合，医薬品の製剤を用いることが多いが，IやCu，Se が少ない製剤もある（表4）．まずは，**用いる経腸栄養剤の組成を正しく理解し，定期的なモニタリングを行い，適宜補充する**必要がある．I が含まれていない製剤の場合には，追加水投与時に昆布だしを追加すること，Cu 含有の少ない製剤には定期的にココアの併用を行うことなども効果的である．

　また，微量栄養素の欠乏を予防するためには，食品の経腸栄養剤を一部併用することも推奨している．なお，小児用経腸栄養剤はアイソカル®ジュニアのみである．**成人用の経腸栄養剤はNPC/N 比が低く，たんぱく質合成効率が悪く，過剰な窒素負荷をきたす可能性もある**ことから注意が必要である．

表4 ● ミルク・経腸栄養成分一覧（100kcalあたり）

成分栄養剤	消化態栄養剤		半消化態栄養剤				ミルク	
エレンタール®P	ツインライン®NF	ペプタメン®スタンダード	エンシュア・リキッド®	ラコール®NF	アイソカル®1.0ジュニア	マーメッドプラス™	通常人工乳	フォローアップミルク
薬/食 薬	薬	食	薬	薬	食	食	食	食
たんぱく質(g) 3.1	4.1	3.5	3.5	4.4	2.8	4.0	2.2	3.0
NPC/N 195	140	150	157	119	200	131	259	183
脂質(g) 0.9	2.8	4.0	3.5	2.2	3.3	3.8	5.2	4.2
Ca(mg) 110	44	78	52	44	100	85	75	151
Fe(mg) 1.6	0.6	1.1	0.9	0.6	1.0	1.1	1.2	1.9
Zn(mg) 0.9	0.95	1.5	1.5	0.64	1.0	1.3	0.6	-
Cu(mg) 0.12	0.023	0.1	0.1	0.13	0.1	0.1	0.06	-
食物繊維(g) -	-	-	-	-	1.7	1.1	-	-
I(μg) 7.9	-	23.3	-	2.5	10	28	10	-
Se(μg) -	1.2	4.0	-	-	3.0	6.7	2.1	-

● 処方例（月齢12〜18カ月）

ステップ	製剤名	注入量 (mL)	注入回数 (回)	エネルギー (kcal/日)	たんぱく質 (g/日)	脂質 (%)	水分量 (mL/日)
開始時	通常人工乳	200	3	390	8.6	46.8	515
	フォローアップミルク	200	2	260	7.8	37.8	340
	アイソカル®1.0ジュニア	100	1	100	2.8	29.7	85
	追水	50	1	–	–	–	50
	合計	–	–	750	19.2	41.4	990
ステップ2	通常人工乳	200	3	390	8.6	46.8	518
	フォローアップミルク	200	1	130	3.9	37.8	170
	アイソカル®1.0ジュニア	100	2	200	5.6	29.7	170
	追水	50	2	–	–	–	100
	合計	–	–	720	18.1	39.3	958
ステップ3	通常人工乳	200	3	390	8.6	46.8	518
	アイソカル®1.0ジュニア	100	4	400	11.2	29.7	340
	追加水	50	4	–	–	–	200
	合計	–	–	790	19.8	27.7	1,058
ステップ4	通常人工乳	200	2	260	5.7	46.8	345
	アイソカル®1.0ジュニア	200	3	600	16.8	29.7	510
	追加水	100	3	–	–	–	300
	合計	–	–	860	22.5	27.7	1,155
移行完了	アイソカル®1.0ジュニア	200	4	800	22.4	29.7	680
	追加水	100	4	–	–	–	400
	合計		–	800	22.4	29.7	1,080

開始から移行完了まで段階的にスライドしていく時期（ミルク→経腸栄養）

文献

1) ASPEN Board of Directors and the Clinical Guidelines Task Force： Guidelines for the use of parenteral and enteral nutrition in adult and pediatric patients. JPEN J Parenter Enteral Nutr, 26：1SA-138SA, 2002

2) 「Nelson Textbook of Pediatrics 14th Edition」（Behrman RE），Elsevier, 1992

3) 内藤万砂分，他：小児における周術期栄養管理. 外科治療，78：588-592, 1998

第3部
ピットフォールの
避け方・考え方

1. 輸液と薬剤の相互作用

- 多くの輸液は酸性であり，アルカリ性薬剤との配合変化を生じやすい
- 外観の変化がなくても，含量低下を生じる場合がある
- 脂肪乳剤は輸液や薬剤との混合を避ける

　輸液を使用する際には，薬剤との相互作用に注意しなければならない．配合変化は，2種類以上の注射薬を混合することによって生じる物理的，化学的な変化である．

　注射薬は有効成分である主薬と添加物からなっており，配合変化は両薬剤に含まれている主薬・添加物の組合わせによって生じるものである。本項では，静脈栄養（PN）施行時に注意すべき代表的な配合変化について述べるが，きわめて多様であるため詳細は成書を参照されたい．

1. アルカリ性注射薬との混合

　多くの輸液は酸性であるためアルカリ性注射薬（表1）との混合による配合変化に注意する必要がある．例えば，高カロリー用輸液製剤であるピーエヌツイン®輸液に酸分泌抑制薬を混合したい場合，プロトンポンプ阻害薬であるオメプラール®（オメプラゾールNa）注を混合すると直後に白濁し含量低下を生じる（表2）．一方，H_2受容体拮抗薬であるガスター®（ファモチジン）では混合しても問題なく投与可能である．

表1 ● 主なアルカリ性注射薬

区分	一般名	商品名	pH
pH7.0以上 (アルカリ性)	フェニトインNa	アレビアチン®注	12.0
	チオペンタールNa	ラボナール®注射用	10.2～11.2
	ランソプラゾールNa	タケプロン®静注用	10.6～11.3
	オメプラゾールNa	オメプラール®注	9.5～11.0
	カンレノ酸K	ソルダクトン®静注用	9.0～10.0
	含糖酸化鉄	フェジン®静注	9.0～10.0
	フロセミド	ラシックス®注	8.6～9.6
	アミノフィリン	ネオフィリン®注	8.0～10.0

各メーカーインタビューフォームを参考に作成

表2 ● オメプラール®注と高カロリー輸液との配合変化

商品名	製造販売	pH※	容量	含量低下時期	残存率（%）
アミノトリパ®1号	大塚製薬工場	約5.6	850 mL	配合直後	88.3
ネオパレン®2号	大塚製薬工場	約6.7	1,000 mL	3時間後	83
ハイカリック®RF	テルモ	4.0～5.0	1,000 mL	配合直後	77.5
ピーエヌツイン®-2号	味の素	約5	1,100 mL	配合直後	86.1
フルカリック®2号	テルモ	4.8～5.8	1,003 mL	配合直後	84.4

※ pHとメーカーは追加試験実施時の各製剤の添付文書より抜粋
オメプラール®注インタビューフォームを参考に作成

2. 輸液による薬剤への影響

　抗菌薬のなかには，輸液との混合によって配合変化を起こすものがある．カルバペネム系抗菌薬であるメロペン®（メロペネム）やフィニバックス®（ドリペネム）は，L-システインを含むアミノ酸輸液との混合によって早期から急激に分解することが知られている．

　また，セフェム系抗菌薬であるロセフィン®（セフトリアキソン）は，アミノ酸輸液による分解だけでなく，Caを含有する注射薬や輸液との配合によって混濁する場合がある．Caはリン酸イオンとの反応による沈殿や，脳血栓症治療薬であるカタクロット®（塩酸オザグレル）との混合による白濁認められるなど配合変化が起きやすい成分である．いずれの場合も，目に見えて変化が生じる場合と外観上の変化を認めないにもかかわらず含量低下を生じる場合があるため注意が必要である．

3. 脂肪乳剤と薬剤の混合

脂肪乳剤は輸液や他の薬剤と混合すると白濁する．配合変化や異物混入などの外観上の変化の観察が困難になるだけでなく，pHや電解質バランスの影響によって乳化が不安定となり，脂肪粒子の凝集・粗大化が起こる．

あらかじめキット製剤に脂肪乳剤が配合されているミキシッド®が販売されているが，混合できるのは混注用フィルターを用いたビタミン剤，微量元素製剤，電解質製剤（Na製剤，K製剤のみ）である．

2. ルート確保の注意点

> ↳ ルートの確保は静脈炎や血栓症，気胸など合併症を勘案し，穿刺部位を選択する

1. 末梢静脈カテーテル

- 前腕の尺側または橈側皮静脈よりサーフロー®留置針などの短カテーテルを用いて静脈路を確保する．この他にも正中皮静脈，手背静脈，外頸静脈などが使用可能である
- 上肢のなかでは前腕の静脈に挿入した場合の方が，肘部や手首の関節にかかる部位に挿入した場合より静脈炎の発生頻度が低いことが報告されている[1]
- 下肢は上肢と比較し静脈炎のリスクが高いことが知られているため，血栓形成の懸念より可能な限り下肢の静脈を用いることは避けるべきである
- 静脈炎予防の観点からは可能な限り細径のカテーテルを使用するべきである
- **留置期間は72〜96時間を超えないことが望ましい**

2. PICC・中心静脈カテーテル

- リアルタイムエコーガイド下穿刺が推奨されるが，習熟しない状態での穿刺は逆に危険である
- ランドマーク法による穿刺の場合，中心静脈カテーテル留置時の合併症は内頸，鎖骨下，大腿とも 6.2 〜 11.8 ％と高率で起こり，**特に動脈穿刺と鎖骨下穿刺における気胸には注意を要する**
- PICC（peripherally inserted central venous catheter：末梢挿入型中心静脈カテーテル）挿入時にはリアルタイムエコーガイド下穿刺にて右上腕の尺側皮静脈や上腕静脈を目標に穿刺を行う．橈側皮静脈，左腕からのルート選択は静脈炎や血栓症のリスクが高いという報告がある
- **感染性合併症や血栓症の発症低減のために大腿静脈の使用は避ける**

文献

1）井上善文，ほか：末梢静脈輸液路における静脈炎発生に影響する　因子についての検討．外科治療，82：627-634，2000

3. 脂肪乳剤投与における注意点

・脂肪投与忘れによる必須脂肪酸欠乏症と肝機能
低下に注意
・投与速度と投与量に注意
・中心静脈ラインの側管から同時投与が可能
・ヘパリンとの配合変化に注意

1. 必須脂肪酸欠乏症と肝機能低下

　脂肪は投与が必須である．完全に無脂肪の場合，小児では約2週間，成人では約4週間で必須脂肪酸欠乏の兆候が表れる．

　また，無脂肪状態では，肝臓での脂肪合成が亢進するため，脂肪肝や肝機能障害のリスクが高くなる．これらを防止するために，投与禁忌でない限り，脂肪乳剤を必ず投与する．

2. 投与速度と投与量

　脂肪乳剤を投与する際は，**0.1 g/kg/時以下の速度**とする．10％脂肪乳剤では「体重と同じ速度」（体重50 kgでは50 mL/時），20％脂肪乳剤では「体重の半分の速度」（体重50 kgでは25 mL/時）と考えると覚えやすい．

　1日1.0 g/kg以上の投与は避ける．血中中性脂肪をモニターし，300 mg/dL以下であることを確認する．

3. 中心静脈ラインの側管からの同時投与

　病棟によっては，脂肪乳剤を投与するために中心静脈輸液の投与を中断する場合があるが，**中心静脈ラインの側管から同時投与が可能**である．インラインフィルターを通過しないため，フィルターより患者側から投与する．

4. ヘパリンとの配合変化

　ヘパリンと脂肪乳剤は配合変化を起こし**ルート内やCVポート内で分離凝集する可能性**がある．脂肪乳剤投与後はルート内を生理食塩液でフラッシュしてからヘパリンロックを行う．特にヘパリンを含む中心静脈栄養輸液をCVポートから投与している患者は，生理食塩液によるフラッシュを徹底しないとCVポートが閉塞することがあるので注意する．

4. カテーテル関連血流感染 (CRBSI) を防ぐ

- 輸液の汚染対策を行う
- カテーテル皮膚挿入部の汚染対策を行う
- 輸液ライン接続部の汚染対策を行う

1. CRBSIとは

CRBSIとは一般的には，TPN施行中に発熱，白血球増多，核の左方移動，耐糖能の低下など，感染を疑わしめる症状があって，カテーテル抜去によって解熱，その他の臨床所見の改善を認めるもの.

2. 輸液の汚染対策

- 可能な限りキット製剤を使用する
- キット製剤を使用しない場合は，薬剤部に無菌調製を依頼し，病棟での薬剤混合はできるだけ減らす

3. カテーテル皮膚挿入部の汚染対策

- カテーテル挿入や，挿入部皮膚の処置に用いる消毒剤は，0.5％クロルヘキシジンアルコールまたは10％ポビドンヨードを用いる
- ドレッシング交換は週1～2回，曜日を決めて定期的に行う

4. 輸液ライン接続部の汚染対策

- 輸液ラインとカテーテル接続部の消毒には消毒用エタノールを用いる
- 輸液セットは曜日を決めて週2回定期的に交換する
- インラインフィルターを必ず使用する

5. refeeding症候群

・NICEガイドラインによる基準（表）により
高リスク患者を判断し，対応する

1. refeeding症候群とは

　refeeding症候群とは，慢性的な栄養不良状態患者に対して，急速に栄養（炭水化物）を供給することで，インスリン分泌が増加し，それに伴いグルコース，K，P，Mgなどが細胞内に取り込まれ，その結果低カリウム，低リン，低マグネシウム血症などを生じる病態である．

表 ● refeeding症候群の高リスク患者の判断基準（NICEガイドライン）

以下の1項目以上を有する
・BMI<16
・過去3〜6カ月間の意図しない15％以上の体重減少
・10日以上の経口摂取量減少あるいは絶食
・栄養療法開始前の血清K，P，Mg低値

以下の2項目以上を有する
・BMI<18.5
・過去3〜6カ月間の意図しない10％以上の体重減少
・5日以上の経口摂取量減少あるいは絶食
・アルコールの濫用あるいはインスリン，化学療法，制酸薬，利尿薬を含む薬剤の使用歴

文献2より引用

2. 予防と対応

- 高リスク患者では，10 kcal/kg/日から開始して，4〜7日ごとに投与熱量を増加させる．重度の高リスク患者（BMIが14以下，2週間以上の絶食）では，5 kcal/kg/日から開始する．不整脈や心不全に注意する

- 栄養療法開始時より，K（2〜4 mEq/kg/日），P（9〜18 mEq/kg/日），Mg（0.4 mEq/kg/日・静注，あるいは9.2 mg/kg/日・経口）の補充が推奨されている．これらの電解質のモニターを，栄養療法開始時は毎日，投与量安定後は週1〜2回行う

文献

1) 「静脈経腸栄養テキストブック」（一般社団法人日本静脈経腸栄養学会／編），南江堂，2017

2) 「Nutrition support for adults: oral nutrition support, enteral tube feeding and parenteral nutrition」（NICE），2006
   www.nice.org.uk/page.aspx?o=cg032

6. 静脈栄養と肝障害

・過剰な栄養投与を避け，投与量や投与方法の適正化を図る

1. PNALDとは

静脈栄養合併肝障害（parenteral nutrition-associated liver disease：PNALD）は入院患者における中心静脈栄養（TPN）施行時に発症する．**肝障害出現時には胆道閉塞や薬剤性肝障害，その他の肝疾患，敗血症などの有無をチェックし，原因の除去に努める．**

 フィトステロールと肝障害

わが国で市販されている脂肪乳剤（イントラリポス®）にはフィトステロールが豊富に含まれる．フィトステロールは植物中（イントラリポス®の場合は大豆油中）に存在する天然化合物で，経口ではほとんど吸収されないが，静注では肝臓や胆汁中に蓄積し，胆汁うっ滞と肝障害を引き起こす．そのため，静脈栄養合併肝障害PNALDの原因の1つと考えられている．

欧米では腸管不全合併肝障害（intestinal failure-associated liver disease：IFALD）やPNALDに対して魚油由来のω3系静脈注射用脂肪乳剤（Omegaven®）が選択される．

わが国では未発売であり，個人輸入でしか入手する手段がないのが現状である．

2. 肝障害への対応

栄養管理の対応として表のような対応があげられる．また，**積極的な薬物治療は存在しない**が，ウルソ®（ウルソデオキシコール酸）の投与が行われる場合もある．

表●肝障害に対する栄養管理

①過剰栄養を避ける
②脂肪投与量を適正化する
③静脈栄養（PN）の周期的投与を試みる
④経腸栄養（EN）を強化する

7. 経腸栄養剤と医薬品との相互作用

- 経腸栄養剤と医薬品の間には相互作用が生じる場合がある
- ワルファリン投与時はビタミンKの大量摂取は避ける
- CaやMgはキレートを起こしやすいため注意する

1. ワルファリンとビタミンK

　抗凝固薬であるワルファリンはビタミンK依存性に凝固反応を抑制する薬剤である．通常，食事指導では納豆，クロレラ，青汁などの摂取を禁止し，緑黄色野菜の大量摂取を避ける．しかし，平均的な食事摂取であれば凝固能に影響することは少ない．習慣的なビタミンK摂取量が200〜250μg/日となる場合にワルファリン投与量の検討が必要である．

　主な経腸栄養剤に含まれているビタミンK含有量を表1に示す．一方，ワルファリン以外の抗凝固薬，抗血小板薬では，その効果がビタミンK量に依存しないことを理解しておくべきである．

表1 ● 主な経腸栄養剤に含まれているビタミンK含有量

製剤名	メーカー	ビタミンK含有量（μg）
エレンタール®	EAファーマ	3.0
ツインライン®NF	大塚製薬工場	6.25
エネーボ®	アボット	9.7
イノラス®	大塚製薬工場	8.3
明治メイバランス®Miniカップ	明治	2.3
アイソカルサポート®	ネスレ日本	6.7
テルミール2.0α®	テルモ	6.3

100 kcalあたり

2. キレート形成を起こしやすい薬剤

キレートは金属イオン1個と，金属イオンと結合できる構造をもつ分子2個以上が結合した形のことをいい，キレートを形成した化合物をキレート化合物という．**経腸栄養剤に含まれているCaやMgは，一部の医薬品とキレートを形成し，薬効低下をもたらす**ことが知られている．経腸栄養を行っている患者で比較的遭遇することが多い薬剤を表2に示す．キレート形成しない薬剤へ変更するほか，**投与タイミングを考慮する，間欠投与へ移行するなど対象薬剤と経腸栄養剤の注入間隔を十分に空けるよう注意する**．

表2 ● キレート形成を引き起こす薬剤

分類	商品名（一般名）	金属
ニューキノロン系抗菌薬	クラビット® （レボフロキサシン） スオード® （プルリフロキサシン）	Ca, Mg, Fe, Zn, Al など
テトラサイクリン系抗菌薬	ミノマイシン® （ミノサイクリン）	
セフェム系抗菌薬	セフゾン® （セフジニル）	
ビスホスホネート製剤 （骨粗鬆症治療薬）	ボナロン® （アレンドロン酸Na） アクトネル® （リセドロン酸Na）	

3. 経腸栄養剤の物性に影響を与える薬剤

経腸栄養剤は比較的塩分含有量が少なく，薬剤として塩化ナトリウムを補充することがある．その際，経腸栄養剤に直接溶解して投与する場合に**塩析を生じる可能性があり，対策として前投与時の白湯に溶解するなどの工夫が必要**である（詳細は「第3部-10.Naを入れるときの注意点は？」を参照）．また，他の電解質を補充する際にも注意が必要である．

8. 薬物が栄養に及ぼす影響とその対策

- 電解質異常を発見した場合は，薬剤の影響も含めて原因検索したうえで，代替案を提案する
- 抗がん剤による栄養状態の悪化を防ぐため，早期から多職種で介入を行う

　NST対象患者は，基礎疾患や入院契機となっている治療に対する内服薬や注射薬を複数使用している方が多い．本項では，薬剤が栄養に及ぼす影響について代表例を示す．

1. 薬剤投与による電解質異常

　電解質異常は臨床症状として回診時に発見されるよりも，検査値異常として抽出される場合が多い．下痢や嘔吐による水電解質喪失や，食事摂取量の低下に伴う供給不足によるもの以外に薬剤によって引き起こされる電解質異常がある（**表**）．
　輸液による電解質負荷や内服薬の薬効発現の結果として起こる場合があり，それぞれ対処方法が異なる．**単に疑わしい薬剤を提案・中止するのではなく，電解質異常を起こす原因を検索し，代替案を提案することが望ましい．**

表 ● 電解質異常を引き起こす主な薬剤

病態	薬剤名
低ナトリウム血症	テグレトール®, エンドキサン®, チアジド系利尿薬 (ヒドロクロロチアジド, フルイトラン®), NSAIDs, 選択的セロトニン再取り込み阻害薬 (SSRI), ナオタミン®
高ナトリウム血症	リーマス®, サムスカ®
低カリウム血症	チアジド系利尿薬, ループ利尿薬 (ラシックス®), 甘草を含む漢方方剤, 緩下薬, ステロイド, インスリン, ダイアモックス®, β刺激薬
高カリウム血症	ACE阻害薬, ARB, β遮断薬, アルダクトン®, NSAIDs, ヘパリン, サンディミュン®, サムスカ®, エフォーワイ®, フサン®
低カルシウム血症	カルシトニン製剤, ループ利尿薬, ビスホスホネート製剤 (パミドロン酸二Na, ゾメタ®), ランマーク®, プラリア®
高カルシウム血症	ビタミンD製剤, チアジド系利尿薬
低マグネシウム血症	プログラフ®, サンディミュン®, シスプラチン
高クロル血症	ダイアモックス®, アミノレバン®輸液

文献1を参考に作成

2. 消化器症状による栄養状態の変化

　薬剤により消化器症状を呈し，それが食事摂取の阻害要因となり低栄養を引き起こしている場合がある．種々の抗がん剤を組合わせて行う化学療法では図に示すような副作用が時期に応じて生じやすく，栄養状態の悪化を防ぐための薬物療法や口腔ケアを行う．

　抗がん剤は催吐作用が強く，種々の支持療法を組合わせて食事摂取量の維持を試みたとしても，味覚の変調やにおいの感じ方の変化とともに食事摂取量低下を余儀なくされる場合が多い．多職種の介入によって抗がん剤治療による食事摂取量の低下を予測し，早期から経腸栄養剤の追加や静脈栄養（PN）の併用を検討するなどの対策が重要である．

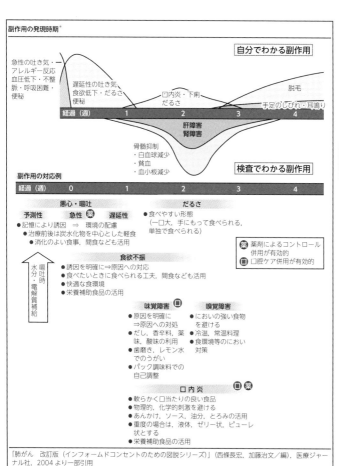

図 ● 化学療法による副作用の発現時期と対策の例
文献2より引用

文献

1) 内田俊也：Primers of Nephrology-3 水電解質異常，日腎会誌，44：18-28，2002

2)「キーワードでわかる臨床栄養」(大熊利忠，金谷節子／編)，羊土社，2007

3)「メディカルスタッフのための栄養療法ハンドブック 改定第2版」(佐々木雅也／編)，南江堂，2019

不足しがちな栄養素その1
9. Na を補充するときの注意点

- 経腸栄養剤のNa量は少ないため，低ナトリウム血症に注意する
- Naを補うときは塩析に注意する

1. 経腸栄養剤とNa

経腸栄養剤のNa含量は一般的に少ない．例えば，医薬品の経腸栄養剤におけるNaClの含量は表の通りである．食品の経腸栄養剤についても，ほぼ同様の含量の製品が多い．

したがって，1日1,000 kcal投与しても，NaCl量は2〜3 g程度ときわめて少ない．そのために，血清Na濃度が低下することが多い．特に，高齢者では，体内に塩分を保持するためのNa再吸収力が弱い．そのために，**高齢者では低ナトリウム血症となりやすいので注意**が必要である．

表 ● 経腸栄養剤における NaCl の含量

	Na (mg)	Cl (mg)	NaCl (mg)
エレンタール®	87	172	259
エレンタール®-P	93	165	258
ツインライン®NF	69	107	176
ラコール®NF	74	117	191
エンシュア・リキッド®	80	136	216
エンシュア®・H	80	136	216
エネーボ®	77	83	160
イノラス®	90	139	229

（100 kcal あたり）

2. NaCl追加と塩析

経腸栄養患者の低ナトリウム血症に対してのNaCl追加は一般的に施行されている．しかしその場合に注意すべきことは塩析である．塩析とは，経腸栄養剤にNaClを追加した場合に，Naとタンパク質が反応して結晶を形成することである．

特に，Na量が多いと，塩析によりタンパク質が沈殿し，経鼻カテーテル閉塞の原因となる．

したがって，**基本は，経腸栄養にて使用する白湯にNaClを溶解して投与する方法が推奨**される．この場合，少量の白湯に溶解すると高浸透圧になってしまう．**十分量の白湯に溶解する**のがポイントである．

column 塩析

タンパク質分子のなかには，疎水性アミノ酸と親水性アミノ酸がある．水溶液中では疎水性アミノ酸は通常，親水性アミノ酸によって保護された疎水域をつくり，表面が十分に親水性ならばそのタンパク質は水に溶解する．ここに塩を加えると，水分子の一部は塩のイオンによって引きつけられ，タンパク質の帯電した部分との相互作用に割かれる水分子の量が減少する．その結果，タンパク質分子は疎水性の相互作用によって凝結することとなる．

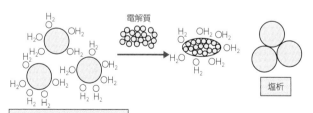

● 塩析
「バイオ研究者がもっと知っておきたい化学　3溶液の性質」（齋藤勝裕/著），羊土社，2010より引用，（○）はタンパク質

不足しがちな栄養素その2
10. Kを補充するときの注意点

- 低カリウム血症では原因の検索，改善とKの補充が基本であり，対応は腎臓専門医に相談するのが望ましい
- 遷延する低カリウム血症を見たときはマグネシウムの欠乏に留意する

1. 低カリウム血症の定義と対策

　血清K濃度3.5 mEq/L以下を低カリウム血症と定義する．Kはそのほとんどが細胞内液に存在する．初期症状は，筋肉痛，筋力低下，易疲労感であり，高度になると不整脈，横紋筋融解などを引き起こす．軽症でも心不全や脳卒中患者の予後を悪化させることが知られている．低カリウム血症の治療の原則は，その原因検索および補充（改善）が基本となり，腎臓専門医に相談することが望ましい．

　原因は　①Kの摂取不足　②腎排泄亢進（サイアザイド系利尿薬，ループ利尿薬などのK排泄性利尿薬，尿細管アシドーシス，原発性アルドステロン症，Bartter症候群など）　③腎外排泄亢進（嘔吐・下痢など）　④細胞内への再分布（甲状腺ホルモン，インスリン，代謝性アルカローシス，エピネフリンなど）があげられる．リフィーディング（refeeding）症候群のハイリスク患者や低カリウム血症を伴う栄養不良患者における高カロリー輸液の投与は慎重を期する．

そのほか，**マグネシウム欠乏状態に伴う低カリウム血症は治療抵抗性を呈するため，同時補正を原則とする**．特に利尿剤投与時や下痢症状を伴う重篤な疾患で生じることが知られており，遷延する低カリウム血症をみたときはマグネシウム欠乏に留意し，適宜補充する．

原因検索のポイント

- 白血球の著増（偽性低カリウム血症）はないか
- 摂取不足はないか（飢餓など）
- 細胞内への移行はないか（代謝性アルカローシス，インスリン・βアドレナリン活性の増大・エピネフリンの放出などの液性因子，甲状腺ホルモンなどの影響による）
- 尿中K排泄量の確認（腎外性喪失・腎性喪失）
- 酸塩基平衡の確認
- 血圧の確認（レニン，アルドステロン．コルチゾールなど）
- 薬剤による影響の確認

補正の際の注意点

- 軽度〜中等度のK補正の場合は，経口投与を原則とする
- 静脈補正の場合は，投与速度に注意する（20 mEq/時以下）
  - ・アルカローシス：原則，KCL製剤で補正する
  - ・アシドーシス　：原則，アスパラギン酸K，グルコン酸Kで補正する
- 細胞内への取り込みによる低カリウム血症は，要因解決後に反応性の高カリウム血症をきたすことがあり，慎重に補正をする
- マグネシウム欠乏時は，Kとともにマグネシウムも補正する（低マグネシウム環境下では治療抵抗性を有する）

2. 経腸栄養剤の変更例

■ 透析患者で長期療養中

　透析患者で低カリウム血症をみた場合は，明治リーナレン®MPから明治リーナレン®DZパックやラコール®NFやテルミール®2.0 α などの標準経腸栄養剤への変更を検討する．

● 1,600 kcal を投与する場合

製品名	明治リーナレン®MP	明治リーナレン®DZパック	テルミール®2.0 α	エンシュア®・H
熱量（kcal）	1,600	1,600	1,600	1,600
たんぱく質（g）	56.0	56.0	58.0	56.3
食塩（g）	2.4	4.0	2.0	3.2
K（mg）	480	960	800	2,389
リン（mg）	560	800	800	853
水分（mL）	750	800	560	827

不足しがちな栄養素その3
11. ビタミン不足に関する注意点

・エネルギー必要量を充足しても，栄養剤の種類によってはビタミンや微量元素が不足することがあるので注意する
・脂溶性ビタミンの欠乏をきたしやすい製剤に注意する
・腎不全ではビタミンDの不足に特に注意する

1. 経腸栄養の種類とビタミン不足

　医薬品の経腸栄養剤のビタミン含有量を1,000kcal当たりで示す（表）．近年急増している寝たきりの在宅経腸栄養患者は高齢者が多く，至適投与量も少ない場合が多い．エネルギー必要量を充足しても，経腸栄養剤によってはビタミンや微量元素が不足するものもある．発売年月日が新しいエネーボ®やイノラス®は，比較的少ない投与量でもビタミンが欠乏しないように含有量が設定されている．投与量が少ない場合の経腸栄養剤の選択ではこれらを考慮に入れる必要がある．

2. 低脂肪・無脂肪の製剤と脂溶性ビタミン

　クローン病では，エレンタール®による寛解維持効果が報告されている[1]．しかし，成分栄養剤はきわめて低脂肪の栄養剤であり，その他に無脂肪のペプチーノ®も存在する．これらの製剤は，脂溶性ビタミンの欠乏をきたしやすいという注意点がある．特に，在宅成分栄養療法中の患者が妊娠した場合には，ビタミンKの欠乏から新生児メレナなどの合併症をきたす可能

171

性がある．適宜，補充して合併症の予防に努める必要がある．

表 ● 医薬品の経腸栄養剤　1,000kcal分のビタミン含有量

	エレンタール®	エレンタール®-P	エンシュア・リキッド®	エンシュア®・H	ツインラインNF	ラコール®NF	ラコール®NF（半固形）	エネーボ®	イノラス®
発売年	1981	1987	1988	1995	2011	2014	2014	2014	2019
ビタミンB₁ (mg)	0.5	0.8	1.5	1.5	2	3.8	3.8	1.7	1.6
ビタミンB₂ (mg)	0.8	1.3	1.7	1.7	2.25	2.45	2.45	2.7	1.8
ナイアシン相当量 (mg)	7.3	11.7	20	20	25	25	25	15	16.7
ビタミンB₆ (mg)	0.7	1.2	2	2	2.48	3.75	3.75	2.6	1.6
葉酸 (μg)	147	236	200	200	250	375	375	227	300
ビタミンB₁₂ (μg)	2.4	3.8	6	6	3.2	3.2	3.2	2.9	5
ビオチン (μg)	130	210	152	152	38.5	38.6	38.6	43	55.6
パントテン酸 (mg)	3.7	5.8	5	5	9.4	9.6	9.6	8.3	6.7
ビタミンC (mg)	26	91.7	152	152	225	281	281	210	222
ビタミンA (μg)	743	1,192	750	750	683	683	683	633	1,038
ビタミンD (μg)	4.3	28	5	5	3.4	3.4	3.4	9.3	16.7
ビタミンE (mg)	11	17.6	30	30	6.7	6.5	6.5	36.7	25
ビタミンK (μg)	30	46	70	70	63	62.5	62.5	96.7	83.3

1,000 kcalの場合

3. 腎不全に用いる製剤とビタミン不足

　腎不全期に用いる経腸栄養剤には，リーナレン®LP・MPやレナウェル®A・3のようにPやKの含量が少ない製剤がある．これらは，ビオチン，ビタミンD，ビタミンKの含有量も少ない．

　加えてビタミンDは肝臓や腎臓において活性化され，Caの吸収を促進する．そのため，**腎不全期においては，活性が低下することによりビタミンDの欠乏症をきたしやすい**．この場合，活性型ビタミンDの薬剤投与が必要となる．一方，腎不全期には血中ビタミンAは高値となりやすいが，過剰症の報告はない．したがって，極端に制限する必要はなく，過剰摂取を控える程度で問題ない[2]．一方，レナウェル®A・3のようにビタミンA含有量が少ない製剤もあるため，欠乏に注意が必要である．

文献

1) Takagi S, et al：Effectiveness of an 'half elemental diet' as maintenance therapy for Crohn's disease: A randomized-controlled trial. Aliment Pharmacol Ther, 24：1333-1340, 2006
2) 湯川進ほか：尿毒症の病態論 ビタミン代謝異常．日本臨牀，62：142-146, 2004

> ### 脂溶性ビタミンの吸収
>
> 　ビタミンAやビタミンEは受動拡散の形で吸収されて，カイロミクロンに結合してリンパ管に入る．その一方，ビタミンDやビタミンKは胆汁酸で乳化され，脂質とともに吸収されて，カイロミクロンに結合してリンパ管に運ばれる．脂質とともに吸収される脂溶性ビタミンは，脂質が十分でなければ吸収されにくいという特徴がある．

不足しがちな栄養素その4
12. たんぱく質量を増やしたいときの注意点

・たんぱく質不足はエネルギーの不足に繋がるために補う必要があるが，過剰投与を防ぐため投与量は適正に管理する必要がある
・栄養剤の選択においてはたんぱく質量だけでなく，たんぱく質の質にも配慮する

1. たんぱく質量を管理する意義

　たんぱく質は，エネルギー基質として，重要な栄養素である．エネルギー不足の状態では異化が進み，骨格筋の減少へとつながる．一方で過剰投与では，腎への過負荷や筋でのオートファジーが抑制されることが知られており，詳細なモニタリングと投与量の適正化が重要となる．

2. たんぱく含有量と窒素源

　乳清ペプチドは生物価が高く，たんぱく質の含有量だけでなく，窒素源の種類にも配慮したい（乳清ペプチド含有：ペプタメン® シリーズ，明治メイン® など）．一般に，侵襲期の患者用に設計された栄養剤は高たんぱくのものが多い（表1，表2）．しかしながら腎機能が低下した場合は，過負荷となるため，病態・代謝動態を確認しながら補充する．

表1 ● 経腸栄養剤（医薬品）のたんぱく質・アミノ酸含有量

製品名	エレンダール®	ツインライン®	エネーボ®	ラコール®NF	イノラス®
たんぱく質 (g/100 kcal)	アミノ酸 4.4	4.1	4.5	4.4	4.0
製剤の特徴	成分栄養剤	消化態栄養剤	半消化態栄養剤	半消化態栄養剤	半消化態栄養剤

表2 ● たんぱく質を5 g/100 kcal以上含有している栄養剤（食品）

製品名	ペプタメン®インテンス	ペプタメン®AF	アイソカル®プラスEx	インパクト®	プロシュア®	エフツーα®	明治メイン®	ハイネ®バッグ
たんぱく質 (g/100 kcal)	9.2	6.3	5.0	9.5	5.2	5.0	5.0	5.0
製剤の特徴	EPA・DHA配合		1.5 kcal/mL		オンコロジー			

便通異常のときの栄養その1
13. 下痢対策について

- ・病態に応じた経腸栄養剤を選択する
- ・投与方法を見直す
- ・組成について考える
- ・内服薬を調整する

消化器系合併症，特に下痢は経腸栄養法（EN）の合併症のなかでも頻度の多いものである．ここでは，経腸栄養における下痢の要因と対策について解説する．

1. 経腸栄養における下痢の要因

経腸栄養患者にみられる消化器症状の要因には，経腸栄養に関するものと，患者自身に起因するものとがある．経腸栄養に関する要因としては，経腸栄養剤の組成に関するもの，投与速度に関するものなどがある（表）．

表 ● 消化器合併症の要因

1. 投与方法に関する要因
・不適切な投与速度
・経腸栄養剤の汚染
2. 経腸栄養剤の組成に関する要因
・高浸透圧
・乳糖不耐症
・食物繊維の不足
3. 病態に関する要因
・患者の病態
・消化吸収機能の低下

2. 下痢対策の進め方

①まずは，**患者の病態による下痢**か，**経腸栄養による下痢**かを考える

②経腸栄養による下痢が疑われたら，**経腸栄養剤の種類や投与速度**が適正かを考える

1) 対策1：病態に応じた経腸栄養剤を選択する

- 消化吸収機能が低下している場合には，成分栄養剤や消化態栄養剤が有用である．消化酵素剤を併用するのも一法である
- 長期絶食後に経腸栄養を開始する場合には，ペプチドを窒素源とする消化態栄養剤が有用である
- 腸内細菌叢の乱れ（dysbiosis）に対しては，プレバイオティクスやプロバイオティクスを活用する．特に，水溶性食物繊維としてグアーガム部分分解物（partially hydrolyzed guar gum：PHGG）を含む経腸栄養剤アイソカルサポート® は，下痢対策として有用性が高い

病態による下痢にも注意する

- 炎症性腸疾患や吸収不良症候群など，基礎疾患により下痢を生じる場合がある．栄養素のなかでは脂質が最も消化吸収障害をきたしやすいとされており，脂肪便を呈するのが特徴である
- 長期の静脈栄養から経腸栄養に移行した場合には，絶食により消化管の機能が低下し，下痢を呈する場合もある
- 消化管の感染症や，抗菌薬によりdysbiosisを生じる場合にも，下痢を生じる．近年，プロトンポンプ阻害薬（PPI）もdysbiosisに寄与することが明らかになっている

2) 対策2：投与方法を見直す

- 経腸栄養剤の投与方法には間欠投与と持続投与があるが，いずれも投与速度が速すぎると嘔吐や下痢をきたしやすい
- 冷所で保存した経腸栄養剤をそのまま投与することは避ける
- 経腸栄養剤をバッグやイルリガートルの容器に移した後は，8時間以内に使用する．特に継ぎ足しは避ける

3) 対策3：組成について考える

- 成分栄養剤や消化態栄養剤の浸透圧は高いので，浸透圧下痢をきたしやすい
- 成分1.5～2.0 kcal/mLの濃縮タイプの経腸栄養剤は浸透圧が高い
- 食物繊維，なかでも水溶性食物繊維は保水性があり，水溶性食物繊維の不足は下痢の要因となる．また食物繊維の不足はdysbiosisの原因となる
- 乳糖不耐症や食物アレルギーについても注意する

4) 対策4：内服薬の調整

- 下痢の要因となる薬剤については，その継続について検討する．特に近年，PPIによるdysbiosisや下痢が問題となっている．不要であれば中止あるいはH_2受容体拮抗薬への変更も考慮する
- 下痢対策として止瀉薬を用いる場合もあるが，腸管感染症にロペラミドなどの止瀉薬を用いると病状の悪化を招くことがある．必ず，糞便中の細菌検査やCDトキシンの検査を施行して，感染性の下痢を除外診断してから用いる
- 腸管感染症を認めず，経腸栄養剤の種類や投与方法を工夫しても下痢が治まらない場合には止瀉薬を用いてもよいが，長期間漫然と使用することはしない
- 過敏性腸症候群の治療薬であるポリフル®/コロネル®は保水性が高いことから経腸栄養の下痢対策に有効な場合がある

下痢対策としての経腸栄養のポイント

- ICU患者の早期経腸栄養や静脈栄養からの移行時には10〜20 mL/時から開始し，便回数や便性状を確認しながら徐々に投与速度を上げる．速度を上げる段階で下痢を認めた場合には，まずは前日の速度に戻してみる

- 成分栄養剤を用いる場合には，0.5 kcal/mL の低濃度から開始し，便性状をモニタリングしながら1 kcal/mL へと濃度を上げる

- 濃縮タイプの栄養剤は希釈しないのが原則であり，投与速度で調整する

- 経腸栄養剤は，菌の増殖を考慮して，8時間以内に投与を終えることが原則であるが，**RTH（ready to hung）製剤**の場合は24時間以内まで投与が可能である

- 経腸栄養剤が冷所保存されている場合には，いったん，室温においてから使用する

- 半固形状流動食や粘度可変型流動食は，食事に近い生理的な胃排出，消化管運動が得られるため，下痢対策に効果がある

便通異常のときの栄養その2
14. 便秘の場合のピットフォール

- ・便秘の原因となる薬剤がないか確認する
- ・濃厚流動食に食物繊維が含有しているか確認する
- ・偽性下痢も疑う

1. 経腸栄養と便秘

　経腸栄養管理の患者は寝たきりが多いため，便秘は比較的多く遭遇する消化管合併症である．

　緩下剤や腸管蠕動促進薬の投与に頼る前に，便秘の原因となる薬剤（向精神薬や麻薬など）を減量・中止できないか，食物繊維（表）を含有する濃厚流動食が選択されているか，を確認する．急性疾患の経腸栄養管理中の下痢対策としてガイドラインに唯一記載されている水溶性食物繊維のグアーガムは，便秘にも効果があるといわれている．

表 ● 食物繊維

	水溶性食物繊維	不溶性食物繊維
特徴	腸内でゲル状となり，便の水分量を増やして軟便にする	便のかさを増やし，腸管の蠕動運動を起こす
代表例	難消化性デキストリン，グアーガム，ペクチンなど	セルロース，大豆ふすまなど

2. 意外に多い偽性下痢

　「偽性下痢」の可能性も念頭に置く．**便の回数と性状のモニタリングが重要**で，性状は下痢だが回数は3日に1回といった状況であれば偽性下痢を疑う．摘便のみで解決する場合もある．

15. PEG-Jによる栄養管理ってPEGとは何が違うの？

・下痢やダンピング対策として持続投与が推奨されるが，8時間ごとのルート交換が必要である
・吸収部位がカテーテルより口側にある微量元素の欠乏に注意する

1. PEG-Jとは

PEG-J（PEG with jejunal extension）とは，PEGカテーテルの先端が上部空腸まで届くカテーテルのことで，**PEGからの栄養管理中に，栄養剤が食道へ逆流する**場合や瘻孔からの漏れが多い場合などに選択される．栄養剤を直接空腸に投与でき，胃液は側孔から排液できる．

2. PEGとPEG-Jの違い

PEGとの違い（**表**）は，胃による貯留機能が期待できないため下痢やダンピング症候群が起こること，その対策として持続投与が推奨されること，また胃酸による殺菌作用も期待できないため，8時間ごとのルート交換を要することなどがあげられる．

表● PEG-Jの利点と欠点

PEG-Jの利点	PEG-Jの欠点
・栄養剤の逆流が防げる	・チューブの内径が小さい
・胃液を排液できる	・手技がやや困難
・胃の減圧が可能である	・胃の貯留能が使えない
・誤嚥リスクが少ない	・ダンピング症候群が起こりやすい
・早期に栄養療法が開始できる	・高浸透圧負荷を許容できない
	・胃酸による殺菌効果が期待できない

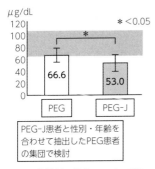

図1 ● 栄養剤の投与ルートの違いによる血清Zn値の比較
文献1より引用

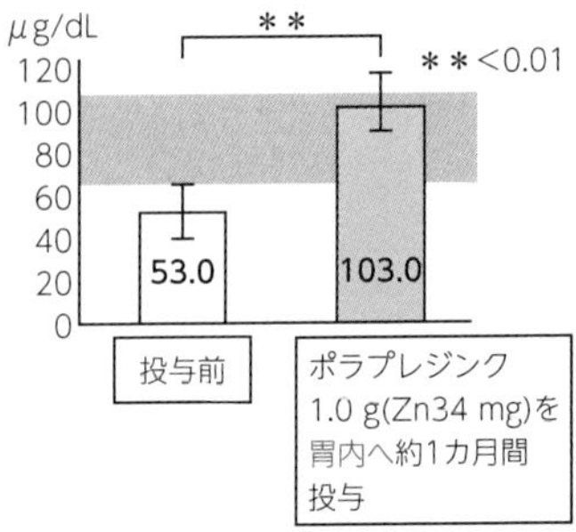

図2 ● PEG-J患者でのポラプレジンク投与前後における血清Zn値の変化
文献1より引用

　その他，カテーテル先端が上部空腸にあるため，主な吸収部位がそれより口側の十二指腸や上部空腸である微量元素の欠乏も問題となる．胃液や十二指腸液が排液される場合はその喪失も加わる．われわれの検討では，PEG-J群でPEG群に比べ有意に血清Zn値が低いこと，PEG-J群にポラプレジンク（プロマック®顆粒15％1.0 g：Zn34 mg含有）を排液ルートから胃内へ投与すると，1カ月で血清Zn値が著明に上昇することを報告した（図1，2）．この補充効果は，Znが本来の吸収部位で他の栄養素の拮抗作用なく吸収されたためと考えられた．

　長期の経腸栄養管理においては，それらの**吸収部位や拮抗作用，喪失などを考慮に入れた管理**が求められる．

文献

1) 伊藤明彦：経管栄養と亜鉛　長期管理における問題点と対策．亜鉛栄養治療，2：61-68，2012
2) 伊藤明彦：PEG-Jによる栄養管理のピットフォール．臨床栄養，126（6）：793-799，2015

エキスパートが教える輸液・栄養剤選択の考え方

16. 簡易懸濁法の特徴と注意点

- 簡易懸濁法は薬剤による曝露や薬品ロスを最小限にすることができる
- 簡易懸濁法を行うときには特別な工夫が必要な薬剤や適用できない薬剤がある

1. 薬剤の経管投与の実際

　経腸栄養法（EN）を施行している患者の場合，経鼻胃管や胃瘻，腸瘻により薬剤を投与することになる．その際，錠剤やカプセル剤のままではチューブから投与することができないため，薬剤を粉砕機や乳鉢・乳棒などで粉砕して投与する方法（粉砕法）か，もしくは薬剤をカテーテル用シリンジや注入バッグに入れ，溶解して投与する方法（簡易懸濁法）を用いる．

　粉砕法は，従来から行われている方法であるが，錠剤を粉砕する過程から投与までの段階においてさまざまなリスクが存在する（表1）．一方，**簡易懸濁法は，薬剤による曝露や薬品ロスを最小限に抑えることができる注入方法である**（表2）．

表1 ● 粉砕法の問題点

- 錠剤を潰したり，カプセルを開封したりする時間と労力が必要である
- 粉砕時に，薬剤師・看護師が薬剤に曝露する
- 粉砕した薬剤は，光や温度に不安定であり長期保存に向かない
- すり潰した器具や粉砕機に薬品が付着してしまう
- 粉砕する際に薬剤名を記載しておかないと，識別できない

表2 ● 簡易懸濁法のメリット

- 薬剤師・看護師の薬剤による曝露を回避できる
- 薬剤を薬剤のまま保管でき，配合変化の危険性が減少する
- 溶解直前まで薬剤の識別が可能であり，中止時にも対応しやすい
- 薬品ロスを最小限に抑えることができる

2. 簡易懸濁法のポイント

薬剤の溶解から投与までの重要なポイントとして水温と放置時間がある．

簡易懸濁法で使用する水は，水温約55℃とされている．「内服薬経管投与ハンドブック」では，以下のような調節方法が紹介されている[1]．

①湯沸かしポットの熱湯：水道水＝2：1で入れる
②蛇口の温水を一番熱くして出す（55℃付近になることが多い）
③水温を60℃に設定できる湯沸かしポットを利用する

また，**薬品を完全に崩壊懸濁するための放置時間を，温湯に入れてから最長10分間と設定している**．薬剤によってはそれより早く完全に溶解するものや，注入バッグを用いることで時間を短縮できる場合もある．

column 簡易懸濁法の温度設定

薬剤のカプセルは「37±2℃に保ちながらしばしば振り動かすとき，10分以内に溶ける」と日本薬局方で規定されている．しかし，現場では水温を一定に保つことが困難であり，室温に10分間自然放置したときに37℃以下にならないような温度として，簡易懸濁法では最初の温度が55℃に設定されている．

厳密に55℃に設定する必要はないが温度が低すぎると溶解しきれない場合があり，逆に温度が高すぎると，成分が変化してしまうものもあるため注意が必要である．

3. 簡易懸濁法の手順と注意点

　一般的な簡易懸濁法の手順（倉田式経管投与法）を図に示す[2].

　55℃で安定性に問題がある薬剤や，徐放性などの製剤学的な工夫を施した一部の薬剤では，操作手順に工夫が必要な場合（表3）や適用できない場合（表4）がある. **操作方法を統一し，院内ルールや対象薬剤を予め整備しておくことが望ましい.**

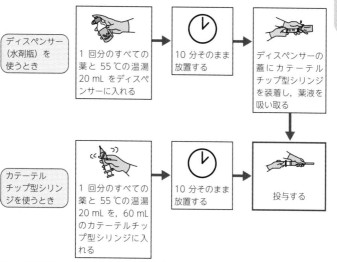

図 ● 簡易懸濁法の手順（倉田式経管投与法）
文献2より引用

表3 ● 簡易懸濁法時に工夫が必要な薬品例

薬品名	工夫	理由
タケプロン®OD錠	常温の水で溶解する方が良い	添加物（マクロゴール6000）が，56〜61℃で凝固してしまうため
パナルジン®錠	あらかじめ錠剤に亀裂を入れておく	錠剤の外皮が溶解しにくいため
パラミヂン®カプセル	脱カプセルが必要	簡易懸濁法における水では，カプセルが崩壊しないため
ハルナール®D錠	崩壊時間10分以内とする	長時間放置することで，徐放性が失われてしまうため

表4 ● 簡易懸濁法を適用できない薬品例

適用できない薬品	理由・代替案
アデホスコーワ腸溶錠	胃酸によって失活してしまう．チューブの先端位置の確認が必要 代替案：アデホスコーワ顆粒
エリスロシン®錠	胃酸によって失活してしまう 代替案：エリスロシン®DS
アダラート®CR錠，アダラート®L錠	徐放性が損なわれてしまう 代替案：セパミット®-R細粒
バイアスピリン®錠	胃腸障害を防止するためのコーティングが施されている．チューブの先端位置を確認するなど，胃腸障害に注意 代替案：バファリン配合錠A81
テオドール®錠	徐放性が損なわれてしまう 代替案：テオドール®DS
デパケン®R錠，セレニカ®R顆粒，デパケン®錠	徐放性が損なわれてしまう．デパケン®錠は徐放性ではないが，溶解できない 代替案：デパケン®シロップ
MSコンチン®錠，オキシコンチン®錠	徐放性構造（コンチンシステム）が損なわれてしまう 代替案：パシーフ®カプセル，オプソ®内用液，オキノーム®散など
フェルム®カプセル，フェロ・グラデュメット®錠	拡散徐放性カプセル（フェルム），多孔性プラスチック構造（フェロ・グラデュメット）が損なわれてしまう 代替案：インクレミン®シロップ
ニトロール®Rカプセル，フランドル®錠	徐放性が損なわれてしまう 代替案：ニトロール®錠，フランドル®テープ
ムコサール®-Lカプセル	徐放性が損なわれてしまう 代替案：ムコソルバン®錠，小児用ムコソルバン®シロップ（1日3回注入）
酸化Mg（細粒）	溶解性が悪く，粒子径が大きいためチューブを閉塞してしまう 代替案：マグミット®錠

文献

1) 「内服薬 経管投与ハンドブック 第3版」（藤島一郎/監，倉田なおみ/編），じほう，pp20，2015
2) 「ナースのためにナースが書いた ココが知りたい栄養ケア」，照林社，pp135，2016

付　録

表1 ● 細胞外液類似液

製剤名	製造販売元	容量(mL)	電解質(mEq/L)				
			Na⁺	K⁺	Ca²⁺	Mg²⁺	Cl⁻
生理食塩液	各社	20/100/250/500/1,000	154	–	–	–	154
リンゲル液「オーツカ」	大塚製薬工場	500	147	4	4.5	–	155.5
ラクテック®注	大塚製薬工場	250/500/1,000	130	4	3	–	109
ソルラクト®輸液	テルモ	250/500/1,000	131	4	3	–	110
ハルトマン輸液pH8「NP」	ニプロ	500/1,000	131	4	3	–	110
ラクテック®D輸液	大塚製薬工場	500	130	4	3	–	109
ソルラクト®D輸液	テルモ	250/500	131	4	3	–	110
ラクテック®G輸液	大塚製薬工場	250/500/1,000	130	4	3	–	109
ソルラクト®S輸液	テルモ	250/500	131	4	3	–	110
ソルラクト®TMR輸液	テルモ	250/500	131	4	3	–	110
ソルアセト®F輸液	テルモ	500/1,000	131	4	3	–	109
ソルアセト®D輸液	テルモ	250/500	131	4	3	–	109
ヴィーン®F輸液	扶桑薬品工業	500	130	4	3	–	109
ヴィーン®D輸液	扶桑薬品工業	200/500	130	4	3	–	109
フィジオ®140輸液	大塚製薬工場	250/500	140	4	3	2	115
ビカネイト®輸液	大塚製薬工場	500/1,000	130	4	3	2	109
ビカーボン®輸液	エイワイファーマ	500	135	4	3	1	113

[糖の種類]Glu: グルコース，Sor：ソルビトール，Mal：マルトース
文献1を参考に作成

電解質 (mEq/L)				糖		熱量	浸透圧比
Lac⁻	Ace⁻	HCO₃	他	種類	%	(kcal/L)	
−	−	−	−	−	−	−	−
−	−	−	−	−	−	−	約1
28	−	−	−	−	−	−	約0.9
28	−	−	−	−	−	−	約0.9
28	−	−	pH調整剤含有有 pH 約8	−	−	−	約1
28	−	−	−	Glu	5	200	約2
28	−	−	−	Glu	5	200	約2
28	−	−	−	Sor	5	200	約2
28	−	−	−	Sor	5	200	約2
28	−	−	−	Mal	5	200	約1
−	28	−	−	−	−	−	約0.9
−	28	−	−	Glu	5	200	約2
−	28	−	−	−	−	−	約1
−	28	−	−	Glu	5	200	約2
−	25	−	Gluconate⁻: 3 Citrate3⁻: 6	Glu	1	40	約1
−	−	28	Citrate3⁻: 4	−	−	−	約0.9
−	−	25	Citrate3⁻: 5	−	−	−	0.9〜1.0

表2 ● 低張電解質輸液 - 維持液（3号液）

製剤名	製造販売元	容量(mL)	電解質 (mEq/L)				
			Na⁺	K⁺	Ca²⁺	Mg²⁺	Cl⁻
KN3号輸液	大塚製薬工場	200/500	50	20	–	–	50
フルクトラクト®注	大塚製薬工場	200/500	50	20	–	–	50
ソルデム®3輸液	テルモ	200/500	50	20	–	–	50
ソリタ®-T3号輸液	エイワイファーマ	200/500	35	20	–	–	35
ソルデム®3A輸液	テルモ	200/500/1,000	35	20	–	–	35
アセトキープ®3G注	共和クリティケア	200/500	45	17	–	5	37
クリニザルツ®輸液	ニプロ	500	45	25	–	5	45
ヴィーン®3G輸液	扶桑薬品工業	200/500	45	17	–	5	37
アクマルト輸液	光製薬	200/500	45	17	–	5	37
ソリタ®-T3号G輸液	エイワイファーマ	200/500	35	20	–	–	35
ソルデム®3AG輸液	テルモ	200/500	35	20	–	–	35
グルアセト®35注	共和クリティケア	250/500	35	20	5	3	28
フィジオ®35輸液	大塚製薬工場	250/500	35	20	5	3	28
フィジオゾール®3号輸液	大塚製薬工場	500	35	20	–	3	38
ソルデム®3PG輸液	テルモ	200/500	40	35	–	–	40
トリフリード®輸液	大塚製薬工場	500/1,000	35	20	5	5	35
ソリタックス®-H輸液	エイワイファーマ	500	50	30	5	3	48

※グルコース：フルクトース：キシリトールを4：2：1で含有．%は合計量の比を示す
文献1を参考に作成

電解質 (mEq/L, P および Phosphate は mmol/L)						糖		熱量 (kcal/L)	浸透圧比
Lac⁻	Ace⁻	Gluco-nate⁻	Citrate³⁻	H₂PO₄⁻	他	種類	%		
20	–	–	–	–	–	Glu	2.7	108	約1
20	–	–	–	–	–	Fru	2.7	108	約1
20	–	–	–	–	–	Glu	2.7	108	約0.9
20	–	–	–	–	–	Glu	4.3	172	約1
20	–	–	–	–	–	Glu	4.3	172	約1
–	20	–	–	10	–	Glu	5	200	1.3〜1.7
–	20	–	–	10	–	Xyl	5	200	1.5〜1.8
–	20	–	–	10	–	Glu	5	200	約1.5
–	20	–	–	10	–	Mal	5	200	約1
20	–	–	–	–	–	Glu	7.5	300	約2
20	–	–	–	–	–	Glu	7.5	300	約2
–	20	5	–	P：10	–	Glu	10	400	2.4〜2.8
–	20	5	–	P：10	–	Glu	10	400	約2〜3
20	–	–	–	–	–	Glu	10	400	約2〜3
20	–	–	–	Phosphate：8	–	Glu	10	400	約3
–	6	–	14	P：10	Zn：5μmol/L	GFX※	10.5	420	約2.6
20	–	–	–	Phosphate：10	–	Glu	13	500	約3

表3 ● 低張電解質輸液－開始液（1号液）・脱水補給液（2号液）・術後回復液（4号液）・その他

分類	製剤名	製造販売元	容量（mL）	電解質（mEq/L）		
				Na⁺	K⁺	Ca²⁺
開始液 （1号液）	ソリタ®-T1号輸液	エイワイ ファーマ	200/500	90	－	－
	ソルデム®1輸液	テルモ	200/500	90	－	－
	KN1号輸液	大塚製薬工場	200/500	77	－	－
	デノサリン®1輸液	テルモ	200/500	77	－	－
脱水補給液 （2号液）	ソリタ®-T2号輸液	エイワイファーマ	200/500	84	20	－
	ソルデム®2輸液	テルモ	200/500	77.5	30	－
	KN2号輸液	大塚製薬工場	500	60	25	－
術後回復液 （4号液）	ソリタ®-T4号輸液	エイワイ ファーマ	200/500	30	－	－
	ソルデム®6輸液	テルモ	200/500	30	－	－
	KN4号輸液	大塚製薬工場	500	30	－	－
術中電解質輸液	フィジオ®70輸液	大塚製薬工場	500	70	4	3

※添加物としてL-乳酸8mEq/Lを含むため，本剤のL-Lactate⁻濃度は28 mEq/Lである
文献1を参考に作成

表4 ● 糖質輸液

製剤名	製造販売元	容量 (ml)	糖質		熱量 (kcal/容器)	浸透圧比
			種類	%		
大塚糖液5%	大塚製薬工場	20/50/100 /250/500	Glu	5	100	約1
大塚糖液10%	大塚製薬工場	20/500	Glu	10	200	約2
テルモ糖注10%	テルモ	500	Glu	10	200	約2
光糖液20%	光製薬	20/500	Glu	20	400	約4
光糖液30%	光製薬	500	Glu	30	600	約6
大塚糖液50%	大塚製薬工場	200/500	Glu	50	1,000	約12
テルモ糖注50%	テルモ	200/500	Glu	50	1,000	約12
大塚糖液70%	大塚製薬工場	350	Glu	70	980	約15
キリット®注5%	大塚製薬工場	300/500	Xyl	5	100	約1
キシリトール注5%「フソー」	扶桑薬品工業	200/500	Xyl	5	100	1.1〜1.3
キシリトール注5%「ヒカリ」	光製薬	500	Xyl	5	100	1.1〜1.3
マルトース輸液10%「フソー」	扶桑薬品工業	200/500	Mal	10	200	約1

［糖の種類］Glu: グルコース，Xyl：キシリトール，Mal：マルトース
複数の容量がある場合は太字の容量あたり，文献1を参考に作成

電解質 (mEq/L, P および Phosphate は mmol/L)				糖		熱量	浸透圧比
Mg²⁺	Cl⁻	Lac⁻	Phosphate	種類	%	(kcal/L)	
–	70	20	–	Glu	2.6	104	約1
–	70	20	–	Glu	2.6	104	約1
–	77	–	–	Glu	2.5	100	約1
–	77	–	–	Glu	2.5	100	約1
–	66	20 ※	10	Glu	3.2	128	約1
–	59	48.5	–	Glu	1.45	58	約1
2	49	25	P：6.5	Glu	2.35	94	約1
–	20	10	–	Glu	4.3	172	約1
–	20	10	–	Glu	4	160	約0.9
–	20	10	–	Glu	4	160	約1
–	52	Acetate⁻：25	–	Glu	2.5	100	約1

表5 ● 糖質輸液

製剤名	製造販売元	容量 (ml)	精製大豆油 (g/容器)	精製卵黄レシチン (g/容器)	濃グリセリン (g/容器)	熱量 (kcal/容器)	浸透圧比
イントラリポス® 輸液10%	大塚製薬工場	250	25	3	5.5	約275	約1
イントラリポス® 輸液20%		50/100 /250	20	1.2	2.2	約200	約1

複数の容量がある場合は太字の容量あたり，文献1を参考に作成

表6 ● アミノ酸輸液

分類	製剤名	製造販売元	容量(mL)
総合アミノ酸	アミニック®輸液	エイワイファーマ	200
	アミパレン®輸液	大塚製薬工場	200/300/400
	アミゼット®B輸液	テルモ	200
	プロテアミン®12注射液	テルモ	200
	モリプロン®F輸液	エイワイファーマ	200
腎不全用	ネオアミユー®輸液	エイワイファーマ	200
	キドミン®輸液	大塚製薬工場	200/300
肝不全用	アミノレバン®点滴静注	大塚製薬工場	200/500
	モリヘパミン®点滴静注	エイワイファーマ	200/300/500
	テルフィス®点滴静注	テルモ	200/500
新生児用（3歳以下）	プレアミン®-P注射液	扶桑薬品工業	200

複数の容量がある場合は太字の容量あたり，文献1を参考に作成

表7 ● 末梢静脈栄養輸液

製剤名	製造販売元	容量(mL)	電解質 (mEq/L)				
			Na^+	K^+	Ca^{2+}	Mg^{2+}	Cl
プラスアミノ®輸液	大塚製薬工場	200/500	約34	–	–	–	約34
アミノフリード®輸液	大塚製薬工場	500/1,000	35	20	5	5	35
ビーフリード®輸液	大塚製薬工場	500/1,000	35	20	5	5	35
ツインパル®輸液	エイワイファーマ	500/1,000	35	20	5	5	35
パレセーフ®輸液	エイワイファーマ	500	34.2	20	5	5	35.2
アミカリック®輸液	テルモ	200/500	30	25	–	3	50

※ HPO_4^{2-} として3mEq/L含有
文献1を参考に作成

遊離アミノ酸量 (g/容量)	総窒素量 (g/容量)	E/N比	BCAA含有率（%）	熱量 (kcal/容量)
20.07	3.04	1.71	35.9	約80
20	3.13	1.44	30.0	約80
20	3.12	1.33	31	約80
22.724	3.63	0.88	21.3	約91
20.72	3.04	1.09	22.6	約80
11.8	1.62	3.21	42.4	約47
14.41	2	2.6	45.8	約58
15.98	2.44	1.09	35.5	約64
14.94	2.64	0.83	36.9	約61
15.98	2.44	1.09	35.5	約64
15.2	2.35	1.26	39	約60

電解質 (mEq/L, P：mmol/L, Zn：μmol/L)				グル コース (g/L)	糖濃度 (%)	総遊離 アミノ酸 量(g/L)	NPC/ N比	総熱量 (kcal/L)	VB$_1$含 有量 (mg/L)
Lac⁻	Ace⁻	P	Zn						
–	–	–	–	75	7.5	27.14	71	408	–
20	13	10	5	75	7.5	30	64	420	–
20	16	10	5	75	7.5	30	64	420	1.92
20	–	Phosphate ：10	5	75	7.5	30	64	420	–
20	19	10	4.8	75	7.5	30	64	420	2
40	–	3*	–	75	7.5	27.5	70	410	–

表8● TPNキット製剤

製剤名	製造販売元	容量 (mL)	ブドウ糖 (g/容器)	糖濃度 (%)	総遊離 アミノ酸 (g/容器)
ピーエヌツイン®-1号輸液	エイワイ ファーマ	1,000	120	12	20
ピーエヌツイン®-2号輸液		1,100	180	16.36	30
ピーエヌツイン®-3号輸液		1,200	250.4	20.87	40
フルカリック®1号輸液	テルモ	903/1,354.5	120	13.29	20
フルカリック®2号輸液		1,003/1,504.5	175	17.45	30
フルカリック®3号輸液		1,103	250	22.67	40
ネオパレン®1号輸液	大塚製薬 工場	1,000/1,500/2,000	120	12	20
ネオパレン®2号輸液		1,000/1,500/2,000	175	17.5	30
エルネオパ®NF 1号輸液	大塚製薬 工場	1,000/1,500/2,000	120	12	20
エルネオパ®NF 2号輸液		1,000/1,500/2,000	175	17.5	30
ワンパル®1号輸液	エイワイ ファーマ	800/1,200	120	15	20
ワンパル®2号輸液		800/1,200	180	22.5	30
ミキシッド®L輸液	大塚製薬 工場	900	110	12.2	30
ミキシッド®H輸液		900	150	16.7	30

複数の容量がある場合は太字の容量あたり
文献1を参考に作成

脂肪 (g/容器)	電解質	ビタミン	微量元素	総熱量 (kcal/容量)	備考
含ま ない	維持液 組成	含まない	Znのみ含有	560	ビタミン，微量元素，脂肪 含まない
				840	
				1160	
含ま ない	維持液 組成	含む AMAガイドラ イン1975	Znのみ含有	560	微量元素，脂肪含まない
				820	
				1,160	
含ま ない	維持液 組成	含む AMAガイドラ イン1975	Znのみ含有	560	微量元素，脂肪含まない
				820	
含ま ない	維持液 組成	含む FDAガイドラ イン2000	含む ESPENガイドラ イン2009	560	脂肪含まない
				820	
含ま ない	維持液 組成	含む FDAガイドラ イン2000	含む ESPENガイドラ イン2009	560	脂肪含まない．水分制限用
				820	
15.6	維持液 組成	含まない	Znのみ含有	700	3大栄養素を含む．ビタミ ン，微量元素含まない．
19.8				900	ファイナルフィルター使用 できない．在宅使用不可

付録 輸液一覧

197

表9 ● TPN基本液

製剤名	製造販売元	容量 (mL)	主な電解質量 (mEq/容器：PのみmgまたはmmoL/容器)		
			Na⁺	K⁺	P
ハイカリック® 液-1号	テルモ	700	0	30	150 mg
ハイカリック® 液-2号			0	30	150 mg
ハイカリック® 液-3号			0	30	150 mg
ハイカリック® NC-L輸液	テルモ	700	50	30	250 mg
ハイカリック® NC-N輸液			50	30	250 mg
ハイカリック® NC-H輸液			50	30	250 mg
ハイカリック® RF輸液	テルモ	250/500/1,000	25	0	0
カロナリー® L輸液	扶桑薬品工業	700	50	30	250 mg
カロナリー® M輸液			50	30	250 mg
カロナリー® H輸液			50	30	250 mg
リハビックス®-K1号輸液	エイワイ ファーマ	500	5	10	5 mmol
リハビックス®-K2号輸液			0	15	10 mmol

複数の容量がある場合は太字の容量あたり
文献1を参考に作成

ブドウ糖 (g/容器)	糖濃度 (%)	熱量 (kcal/容器)	備考
120	17.1	480	NaClを含まない
175	25	700	
250	35.7	1,000	
120	17.1	480	
175	25	700	
250	35.7	1,000	
250	50	1,000	腎不全用K, Pを含まない. ブドウ糖濃度50%で水分 制限しやすい
120	17.1	480	
175	25	700	
250	35.7	1,000	
85	17	340	小児用
105	21	420	

表10 ● TPN用総合ビタミン剤

製剤名	製造販売元	脂溶性ビタミン				水溶性ビタミン		
		A (IU)	D (IU)	E (mg)	K (mg)	B$_1$ (mg)	B$_2$ (mg)	B$_6$ (mg)
ビタジェクト®注キット	テルモ	3,300 (ビタミンA単位)	10μg (D$_2$)	15	2 (K$_1$)	3	5.08	4
マルタミン®注射用	エイワイファーマ	4,000	400 (D$_3$)	15	2 (K$_2$)	5	5	5
オーツカMV注	大塚製薬工場	3,300 (ビタミンA単位)	200 (D$_3$)	15	2 (K$_1$)	3.9	4.6	4.9
AMAガイドライン1975		3,300	200 (D$_3$)	10	記載なし	3	3.6	4
FDAガイドライン2000		3,300	200 (D$_3$)	10	0.15	6	3.6	6

文献1を参考に作成

表11 ● TPN用微量元素製剤

製剤名	製造販売元	容量 (mL)	元素量（μmol)					備考
			Fe	Mn	Zn	Cu	I	
エレメンミック®注キット	エイワイファーマ	2	35	1	60	5	1	
エレジェクト®注シリンジ	テルモ	2	35	1	60	5	1	
ミネラリン®注	日本製薬	2	35	1	60	5	1	
メドレニック®注シリンジ	武田テバ	2	35	1	60	5	1	
ボルビックス®注	富士製薬	2	35	1	60	5	1	
ボルビサール®注	富士製薬	2	35	含まない	60	5	1	Mnを含まない
ASPENガイドライン2002			日常的には補給しない	1.1〜1.8	38〜76	4.7〜7.9	明確な規定なし	Se(20〜60 μg), Cr(10〜15 μg), F(明確な規定なし), Mo(日常的には補給しない)
ESPENガイドライン2009			18〜21	3.6〜5.5	38〜76	4.7〜7.9	0.8	Se(20〜60 μg), Cr(10〜15 μg), F(1.0 mg), Mo(20 μg)

文献1を参考に作成

文献

1)「メディカルスタッフのための栄養療法ハンドブック 改訂第2版」（佐々木雅也/編），南江堂，2019

表1 ● 医経腸栄養剤（医薬品）

タイプ	粉末	粉末	粉末	液体	液体
区分	成分栄養剤（ED）	成分栄養剤（ED）	成分栄養剤（ED）	消化態経腸栄養剤	半消化態経腸栄養剤
製品名	エレンタール®配合内用剤	エレンタール®-P乳幼児用配合内用剤	ヘパンED®配合内用剤	ツインライン®NF配合経腸用液	ラコール®NF配合経腸用液
製造会社	EAファーマ	EAファーマ	EAファーマ	イーエヌ大塚製薬	イーエヌ大塚製薬
販売会社	EAファーマ	EAファーマ	EAファーマ	大塚製薬工場／大塚製薬	大塚製薬工場／大塚製薬
アレルギー表示特定原材料	−	−	−	乳成分／大豆	乳成分／大豆
容量（mL）	80 g	40 g	80 g	400（等量混合液）	200・400
容量（100 kcalあたり）	26.7 g	25.6 g	25.8 mL	100 mL	100 mL
たんぱく質（g）	4.38	3.1	3.7	4.05	4.38
脂質（g）	0.17	0.9	0.9	2.78	2.23
炭水化物（糖質＋食物繊維）（g）	21.1	19.9	19.9	14.68	15.62
水分（g）	0	0	0	約85	約85
灰分（g）	−	−	0.4（電解質計）	−	−
ビタミンA（μgRAE）	216 IU（64.8 μg）	346 IU（119 μg）	76.6（232 IU）	62.1	62.1
ビタミンD（μg）	0.43	2.73	1.2 μg（49 IU）	0.34	0.34
ビタミンE（mg α-TE）	1.1 mg（3.3 IU）	1.8 mg（1.8 IU）	5.4 mg（5.4 IU）	トコフェロール酢酸エステルとして 0.670（mg）	トコフェロール酢酸エステルとして 0.650（mg）
ビタミンK（μg）	3	4.7	14.2	6.25	6.25
Na（mg）	87	93	59	69	73.8
Cl（mg）	172	165	122	107	117
K（mg）	73	159	70	118	138
Ca（mg）	53	109	79	44	44
Mg（mg）	13	14	13	14	19.3
P（mg）	41	84	61	53	44
Fe（mg）	0.6	1.6	0.3	0.63	0.625
Zn（mg）	0.6	0.9	1.2	0.945	0.64
Cu（mg）	0.067	0.12	0.07	0.023	0.125
Mn（mg）	0.1	0.16	0.09	0.16	0.133
I（μg）	5.1	7.9	8	−	−
Se（μg）	0	0	0	*1.2	*2.5
Cr（μg）	0	0	0	−	−
Mo（μg）	0	0	0	−	−
浸透圧（mOsm/L）	755	630	633	470～510	330～360
粘度（mPa・s）	3.7	3.8	3.9	2.45～2.68（等量混合液）	5.51～6.52
粘度（測定条件）	1 kcal/mL 調整時	1 kcal/mL 調整時	1 kcal/mL 調整時	25℃	25℃
味・フレーバー					ミルクフレーバー、コーヒーフレーバー、バナナフレーバー、コーンフレーバー
NPC/N比	128	195	148	140	119
n-6/n-3比	6.7	6.7	6.7	−	3
コレステロール（g）	0	0	0	−	−
水溶性食物繊維（g）	0	0	0	−	−
不溶性食物繊維（g）	0	0	0	−	−

半固形	液体	液体	液体	粉末	液体
半消化態経腸栄養剤	半消化態経腸栄養剤	半消化態経腸栄養剤	半消化態経腸栄養用液	肝不全用経腸栄養剤	半消化態栄養剤
ラコール®NF配合経腸用栄養半固形剤	エンシュア・リキッド 250 mL	エンシュア®・H	エネーボ®配合経腸用液	アミノレバン®EN配合散	イノラス®配合経腸液
イーエヌ大塚製薬	明治	明治	明治	大塚製薬工場	イーエヌ大塚製薬
大塚製薬工場／大塚製薬	アボット	アボット	アボット	大塚製薬	大塚製薬工場／大塚製薬
乳成分／大豆	乳成分／大豆	乳成分／大豆	乳成分／大豆	乳成分	乳成分
300 g	250	250	250	50 g	187.5
100 g	100 mL	66.7 mL	83.3 mL	23.8 g	62.5
4.38	3.5	3.5	4.5	6.4	4
2.23	3.5	3.5	3.2	1.7	3.22
15.62	13.7	13.7	13.25	14.8	13.26
約76	85.2	51.7	67.7	-	75
-	-	-	-	-	-
62.1	75.1	75.1	63	66.6	115.3
0.34	0.5	0.5	0.9	22	1.67
トコフェロール酢酸エステルとして0.650 (mg)	3	3	3.7	1.1	2.5
6.25	7	7	9.7	2.6	8.33
73.8	80	80	77	19.8	90
117	136	136	83	104.2	139
138	148	148	100	84	184
44	52	52	97	27.8	88.9
19.3	20	20	17	9.62	41.1
44	52	52	83	39.9	111.1
0.625	0.9	0.9	1.5	0.63	1.22
0.64	1.5	1.5	1.5	0.41	1.33
0.125	0.1	0.1	0.2	0.062	0.1
0.133	0.2	0.2	0.5	0.088	0.444
-	-	-	-	-	14.4
*2.7	-	-	-	7	5.6
-	-	-	-	10	4.4
-	-	-	-	11	9.9
-	約330	約540	約350	-	約670
6,500〜12,500	約9	約17	約16	-	約17
20℃	25℃	25℃	25℃		
ミルクフレーバー	バニラ味、コーヒー味、ストロベリー味	バニラ味、コーヒー味、バナナ味、黒糖味、メロン味、ストロベリー味	バニラ味	ヨーグルト／パインアップル／コーヒー／フルーツ	りんご・ヨーグルト
119	157	157	116	72.8	134
3	-	-	-	-	-
-	-	-	-	-	-
-	-	-	-	-	-
-	-	-	-	-	-

表1〜表3の表中の表記について：
成分は100 kcalあたりの値，-：測定していない，またはパンフレットなどに記載なし，*：原料由来もしくは自社分析値，Tr：微量

表2● 栄養補助食品

タイプ	液体 0.2 kcal/mL	液体 0.2 kcal/mL	液体 0.6 kcal/mL	液体 0.6 kcal/mL
製品名	テゾン® アップル風味/サワー風味	ブイ・クレス® ニューベリーズ	ブイ・クレス® グルコサミンマンゴー	ブイ・クレス®BIO キャロット/ピーチ/ラ・フランス
製造会社	テルモ	ニュートリー	ニュートリー	ニュートリー
販売会社	テルモ	ニュートリー	ニュートリー	ニュートリー
アレルギー表示特定原材料	リンゴ (アップル風味)・乳 (サワー風味)	無し	無し	乳
容量 (mL)	125	125	125	125
容量 (100 kcalあたり)	625 mL	500 mL	156 mL	156 mL
たんぱく質 (g)	0~6.5	1.2	0.9	1.3
脂質 (g)	0	0	0	0
炭水化物 (糖質＋食物繊維) (g)	24/22.5	24	25.4	26.5
水分 (g)	610	480	120	138
灰分 (g)	*0.5	–	–	–
ビタミンA (μgRAE)	–	1,200	375	375~688
ビタミンD (μg)	–	22	6.9	6.9
ビタミンE (mg α-TE)	–	80 mg	25 mg	25 mg
ビタミンK (μg)	–	–	–	–
Na (mg)	*0~315	16	18	31~38
Cl (mg)	*Tr/62.5	–	–	–
K (mg)	212/97.5	56	38	75~113
Ca (mg)	7/56.5	320	88	88
Mg (mg)	7/5.5	8	0.9	4
P (mg)	15.5/45	16	5	31~38
Fe (mg)	12.5	0	6.3	6.3
Zn (mg)	20	48	15	15
Cu (mg)	1.5	0	0	0
Mn (mg)	6.5	–	–	–
I (μg)	–	–	–	–
Se (μg)	100	200	63	63
Cr (μg)	65	120	–	–
Mo (μg)	–	–	–	–
食物繊維 (g)	*1.5/*2.0	–	–	–
NPC/N比	–	496	689	475
n-6/n-3比	–	–	–	–
浸透圧 (mOsm/L)	–	–	–	–

液体 0.6 kcal/mL	液体 0.6 kcal/mL	液体 0.6 kcal/mL	液体 0.6 kcal/mL	液体 0.8 kcal/mL
Sunkist® ポチプラス オレンジ/アップル&キャロット/グレープ&ブルーベリー	Sunkist® ポチプラスV グリーンミックス/レッドミックス	ブイ・クレス CP10® (シーピーテン)	一挙千菜® オレンジ&キャロット味/アップル味/ピーチ味	アコロン®DK みかん味
森永乳業	森永乳業	ニュートリー	フードケア	ー
クリニコ	クリニコ	ニュートリー	フードケア	クラシエ薬品
乳/大豆/オレンジ(オレンジのみ)/りんご(アップル&キャロットのみ)	乳/大豆/りんご	ゼラチン/りんご/オレンジ/もも/バナナ	乳/もも/大豆	乳/大豆
125	125	125	125	125
167 mL	167 mL	156 mL	156 mL	125 mL
0.4~0.8	0.4	15	0.5~0.6	5
0	0	0	0~0.1	0
30.7~31.1	31.1	10	24.3~24.8	20
148	148	138	140	108
0.5	0.4~0.5	-	0.5~0.6	1.6
234	568	374	150~156	300
1.67	3.67	6.9	1.4	2.4
6.7	10.7	25 mg	24	5 mg
-	-	-	0	0
9~23	12~36	53	96~101	10
-	-	-	-	0
*20~*100	*53~*73	38	41~91	36
107	107	94	115~121	50
*3~*7	*4	1	2.6~5	0
*16~*27	*16	5	16~23	500~600
6.7	6.7	6.3	8.6	7
14.7	14.7	15	14	7.5
0.24	0.24	0	0.9	0.7
0.53	0.53	-	1.8	0
-	-	-	-	0
6.7	20	63	76	50
4	4	-	16	0
-	-	-	-	0
6.7	6.7	-	0.5~0.6	Tr
-	-	17	-	-
-	-	-	-	0
820~870	870	-	711~770	860

タイプ	液体 0.8 kcal/mL	液体 0.8 kcal/mL	液体 0.9 kcal/mL	液体 1.25 kcal/mL
製品名	アルジネード® みかん味/きいちご味/青 りんご味	アルジネード® ウォーター	NT-AGアップ	元気ジンジン® りんご/ホワイトウォー ター/レモン/コーヒー 味/グレープ
製造会社	ネスレ日本	ネスレ日本	ホリカフーズ	ヘルシーフード
販売会社	ネスレ日本	ネスレ日本	ホリカフーズ	ヘルシーフード
アレルギー表示特定原材料	乳	無し	さけ/小麦/ゼラチン	りんご (りんごのみ) /乳 (ホワイトウォーターと コーヒー味のみ) /大豆 (グレープのみ)
容量 (mL)	125	125	125	100
容量 (100 kcalあたり)	125 mL	125 mL	113.6 mL	80 mL
たんぱく質 (g)	5	2.5	5	0
脂質 (g)	0	0	0	0〜0.3
炭水化物 (糖質＋食物繊維) (g)	20	22.5	22.3	27.6〜28.3
水分 (g)	107	107	98.2	62.4〜63.2
灰分 (g)	1.6	0.3	0.6	0〜0.2
ビタミンA (μgRAE)	150	-	182	-
ビタミンD (μg)	2.4	-	2.4	-
ビタミンE (mgα-TE)	5	-	3.1 mg	-
ビタミンK (μg)	-	-	-	-
Na (mg)	55	0	86	0.8〜22.4
Cl (mg)	-	-	-	-
K (mg)	30	-	78	0.9〜29.6
Ca (mg)	20	-	83	0〜96
Mg (mg)	3.5	-	2	-
P (mg)	630	225	60	1.8〜2.7
Fe (mg)	7.0	-	2.3	0〜0.2
Zn (mg)	10	10	2.7	-
Cu (mg)	1	1	0.18	-
Mn (mg)	-	-	-	-
I (μg)	-	-	-	-
Se (μg)	50	-	8	-
Cr (μg)	-	-	10	-
Mo (μg)	-	-	-	-
食物繊維 (g)	0	0	1.8	4.4
NPC/N比	67	113	0	-
n-6/n-3比	-	-	0	-
浸透圧 (mOsm/L)	960	590	604	

液体 1.28 kcal/mL	液体 1.6 kcal/mL	液体 1.6 kcal/mL	液体 1.6 kcal/mL	液体 1.6 kcal/mL
笑顔倶楽部® すいすいアセロラ風味/ストロベリー風味/ミックスフルーツ風味/ゆず風味	エンジョイ®Arginaピーチ/グレープミックス	エプリッチ®ドリンク 抹茶オレ/バナナオレ風味/コーヒー風味/イチゴオレ風味/ピーチオレ風味/メロンオレ風味	エプリッチ®ドリンク Sara ミックスフルーツ風味	飲む栄養プラス® バナナ味/コーヒー味/いちご味/白桃味/メロン味
フードケア	森永乳業	フードケア	フードケア	-
フードケア	クリニコ	フードケア	フードケア	アサヒグループ食品
ゼラチン	乳/大豆/もも(ピーチのみ)/ゼラチン	乳/大豆	ゼラチン	乳/大豆
125	125	125	125	125
78.1 mL	62.5 mL	62.5 mL	62.5 mL	62.5 mL
5.0	2.5	4.1	4	4.1
0	0	2.7	0	2.7
20	23.3	16.4	21	16.6
62.5	46.5~47	46.5~46.8	47.3	46.8
-	0.2	0.2~0.3	Tr	0.2
0	88	9/未検出	0	-
0	0.8	未検出	0	-
0	3	0.2~0.7	0	-
0	-	12/未検出	0	-
17	50	82	9~49	82
-	*3	-	-	-
(0)	*5~*9	3~9	0	-
-	40	4~6	1	-
-	*1	1	0.1	-
(3)	*3	40	0	-
1.4	3.8	0.1~0.2	0	-
2.2	5	2.1	2	2.1
0.18	0.5	0.2	0	0.2
-	*0.01	-	-	-
-	-	-	-	-
-	3	-	-	-
-	*1	-	-	-
-	*1	-	-	-
0	1	1.6	0	1.8
89	-	-	-	-
-	-	43~53	0	-
470	790	573~592	666	

タイプ	清涼飲料水	粉末	粉末	粉末
製品名	HINEX® リハデイズ	アバンド® (オレンジ)	アバンド® (ストロベリー&オレンジ)	GFO®
製造会社	大塚製薬工場	アボット	アボット	大塚製薬工場
販売会社	大塚製薬工場	アボット	アボット	大塚製薬工場
アレルギー表示特定原材料	乳成分	無し	無し	無し
容量 (mL)	125	24 g	24 g	15 g
容量 (100 kcalあたり)	78 mL	30 g	30 g	42 g
たんぱく質 (g)	6.9	0	0	10
脂質 (g)	1.39	0	0	0
炭水化物 (糖質+食物繊維) (g)	15	10	10	31
水分 (g)	*61.4	0	0	1袋を水100〜150 mL に溶解
灰分 (g)	*0.5	0	0	0
ビタミンA (μgRAE)	0	0	0	0
ビタミンD (μg)	12.5	0	0	0
ビタミンE (mg α-TE)	0	0	0	0
ビタミンK (μg)	0	0	0	0
Na (mg)	20.7〜50.2	0	0	0.7〜3.3
Cl (mg)	*11.3	0	0	0
K (mg)	*53.3	0	0	0
Ca (mg)	125	253	253	0
Mg (mg)	*7.56	0	0	0
P (mg)	*77.5	0	0	0
Fe (mg)	0	0	0	0
Zn (mg)	0	0	0	0
Cu (mg)	0	0	0	0
Mn (mg)	0	0	0	0
I (μg)	0	0	0	0
Se (μg)	0	0	0	0
Cr (μg)	0	0	0	0
Mo (μg)	0	0	0	0
食物繊維 (g)	Tr	–	–	13.9
NPC/N比	68	22.14	22.14	15.32
n-6/n-3比	Tr	0	0	–
浸透圧 (mOsm/L)	約480	461 (241 mLの水で溶解した場合)	461 (241 mLの水で溶解した場合)	–

粉末	粉末	粉末	粉末	粉末
オルニュート® ゆず味/マスカット味	ペムノン® ピーチ味/バナナ味	アミノフィール®	キャロラクト®-F	明治メイプロテイン®
キリンホールディングス	キリンホールディングス	テルモ	味日本	明治
キリンホールディングス	キリンホールディングス	テルモ	ニュートリー	明治
無し	無し	乳成分/えび/かに/小麦/卵/大豆		乳成分/大豆
5 g	6 g	4 g	5 g	12.5 g/400 g
25 g	25 g/26 g	25 g	30 g	27 g
15.5	15/15.6	20	1.74	22
0	0/0.17	0.06～0.38	0.36	0.3
9	9.6/9.5	4.4	25.3	2.6
-	-	-	1.2	-
-	-	-	—	-
750	625/650	1969	—	-
-	-	18.8	—	-
-	-	40	—	-
-	-	185	—	-
*0	37.9/123.1	0.6～1.3	210	178
-	-	-	-	-
*0.3	*42/*61	-	330	*10.5
-	-	138.1	—	335
-	-	78.8	-	*2.3
*検出せず	*8.3/*8.7	-	55.2	*85
-	-	—	—	15
32.5～37.5	42/43	31.3	—	15
-	-	1.3	—	*0.01
-	-	-	—	*0.03
-	-	-	—	-
-	-	310	—	*5
-	-	60	—	-
-	-	-	—	-
-	-	-	5.6	-
15.32	9.58/8.53	-	-	-
-	-	-	-	-
-	-	-	-	-

表3 ● 濃厚栄養流動食（食品）

タイプ	液体RTH 0.46 kcal/mL	半固形 0.55 kcal/g	液体RTH 0.6 kcal/mL	液体RTH 0.6 kcal/mL
区分	半消化態流動食	半消化態流動食	半消化態流動食	半消化態流動食
製品名	明治メイバランス® R ホワイト	エフツーライト®55	CZ-Hi® 0.6 アセプバッグ	MA-ラクフィア® 0.6
製造会社	明治	テルモ	森永乳業	森永乳業
販売会社	明治	テルモ	クリニコ	クリニコ
アレルギー表示特定原材料	乳成分/大豆	乳成分/大豆	乳/大豆	乳/大豆
容量 (mL)	431	545 g	500	500
容量 (100 kcalあたり)	215.5 mL	182 g	167 mL	167 mL
たんぱく質 (g)	4	4	5	4
脂質 (g)	2.8	2.2	2.2	3
炭水化物 （糖質＋食物繊維）(g)	15.7	17.5	16.7	15
水分 (g)	200	150	150	151
灰分 (g)	1.11	*1.1	0.8	0.8
ビタミンA (μgRAE)	60	85	75	78
ビタミンD (μg)	0.5	0.55	0.5	0.5
ビタミンE (mgα-TE)	3 mg	0.9 mg	1.2	1.2
ビタミンK (μg)	5	15	8	7
Na (mg)	295	184	90	197
Cl (mg)	140	225	130	110
K (mg)	100	129	150	120
Ca (mg)	60	60	75	60
Mg (mg)	20	35	38	30
P (mg)	60	75	75	60
Fe (mg)	1	1	1.1	0.8
Zn (mg)	0.8	1.2	1.1	1.0
Cu (mg)	0.08	0.1	0.1	0.07
Mn (mg)	0.23	0.4	0.18	0.18
I (μg)	15	25	15	13
Se (μg)	3.5	6	4	3
Cr (μg)	3	6	4	3
Mo (μg)	2.5 (参考値)	6	3	*4
浸透圧 (mOsm/L)	170	*300	160	170
粘度 (mPa・s)	3	2,000	6	7
粘度 (測定条件)	20℃	25℃, B型6 rpm	20℃	20℃
味・フレーバー	—	ヨーグルト風味	あずき風味	
NPC/N比	134	134	100	131
n-6/n-3比	3.2	2.5	3.3	3.4
コレステロール (g)	—	*9.1	—	—
水溶性食物繊維 (g)	—	1.2	1.8	0.8
不溶性食物繊維 (g)	—	0.9	0.2	0.2

液体RTH 0.6 kcal/mL	半固形 0.64 kcal/g	液体RTH 0.67 kcal/mL	半固形 0.67 kcal/mL	半固形 0.73 kcal/g
半消化態流動食	半消化態流動食	半消化態流動食	半消化態流動食	半消化態流動食
E-7Ⅱ®0.6 アセプバッグ	エコフロー® アクア 300	明治メイバランス®R グリーン	明治メイフロー®RHP 300 K	エコフロー® アクア 400
森永乳業	森永乳業	明治	明治	森永乳業
クリニコ	クリニコ	明治	明治	クリニコ
乳/大豆	乳/大豆	乳成分/大豆	乳成分/大豆	乳/大豆
500	472 g	447	447	546 g
167 mL	157.3 g	149 mL	149 mL	136.5 g
5	4	4	5	4
2	2.8	2.8	2.5	2.8
16.3	16.4	15.7	15.3	16.4
151	133.3	133.3	133.3	112.5
0.8	0.9	0.88	0.88	0.9
90	95	60	60	95
0.6	0.7	0.5	0.5	0.7
1	1.4	3 mg	3 mg	1.4
8	9	5	5	9
180	180	197	197	180
195	210	140	110	210
130	150	100	100	150
60	75	60	60	75
30	38	20	20	38
60	75	60	70	75
1	1.1	1	1	1.1
1	1.4	0.80	1.5	1.4
0.1	0.1	0.08	0.13	0.1
0.18	0.18	0.23	0.23	0.18
13	15	15	15	15
3	4	3.5	6	4
4	4	3	3	4
3	*3	2.5 (参考値)	2.5	*3
200		250	223	–
7	約1,400	7	400 (参考値)	約1,400
20℃	20℃, 6 rpm	20℃	20℃, B型12 rpm	20℃, 6 rpm
ヨーグルト風味	カフェオレ風味		バニラ風味	カフェオレ風味
100	131	134	102	131
2.4	3.6	3.2	3.2	3.6
–	–	–	–	–
–	–	–	–	–
–	–	–	–	–

紙パックは液体, バッグタイプは液体RTHタイプとして記載する

タイプ	半固形 0.75 kcal/g	半固形 0.75 kcal/g	半固形 0.75 kcal/g	半固形 0.75 kcal/g
区分	半消化態流動食	半消化態流動食	半消化態流動食	半消化態流動食
製品名	エコフロー®300	アクトエール®アクア 300	エフツーライト® (300 kcal/400 kcal)	エフツーライト®MP (300 kcal/400 kcal)
製造会社	森永乳業	森永乳業	テルモ	テルモ
販売会社	クリニコ	クリニコ	テルモ	テルモ
アレルギー表示特定原材料	乳/大豆	乳/大豆	乳成分/大豆	乳成分/大豆
容量 (mL)	400 g	400 g	400 g/533 g	400 g/533 g
容量 (100 kcal あたり)	133 g	133 g	133 g	133 g
たんぱく質 (g)	4.	4	4	3.3
脂質 (g)	2.8	2.8	2.2	2.5
炭水化物 (糖質＋食物繊維) (g)	16.4	16.4	17.1	17.1
水分 (g)	109	109	110	110
灰分 (g)	0.9	0.9	*0.9	*0.9
ビタミンA (μgRAE)	95	95	85	85
ビタミンD (μg)	0.7	0.7	0.55	0.55
ビタミンE (mgα-TE)	1.4	1.4	0.9 mg	0.9 mg
ビタミンK (μg)	9	9	15	15
Na (mg)	180	180	136	165
Cl (mg)	210	210	150	195
K (mg)	150	150	129	129
Ca (mg)	75	75	60	60
Mg (mg)	38	38	35	30
P (mg)	75	75	75	60
Fe (mg)	1.1	1.1	1	1
Zn (mg)	1.4	1.4	1.2	1.2
Cu (mg)	0.1	0.1	0.1	0.1
Mn (mg)	0.18	0.18	0.4	0.4
I (μg)	15	15	25	25
Se (μg)	4	4	6	6
Cr (μg)	4	4	6	6
Mo (μg)	*3	*3	6	6
浸透圧 (mOsm/L)			*345	*400
粘度 (mPa・s)	約1,800	約20,000	2,000	2,000
粘度 (測定条件)	20℃, 6 rpm	20℃, 6 rpm	25℃, B型6 rpm	25℃, B型6 rpm
味・フレーバー	カフェオレ風味	カフェオレ風味	ヨーグルト風味	ヨーグルト風味
NPC/N比	131	131	134	168
n-6/n-3比	3.6	3.6	2.6	2.7
コレステロール (g)	-	-	*9.3	*8
水溶性食物繊維 (g)	-	-	0.7	0.7
不溶性食物繊維 (g)	-	-	0.9	0.8

エキスパートが教える輸液・栄養剤選択の考え方

半固形 0.75 kcal/g 半消化態流動食	粘度可変 0.75 kcal/mL 半消化態流動食	半固形 0.75 kcal/mL 半消化態流動食	半固形 0.75 kcal/mL 半消化態流動食	半固形 0.8 kcal/g 半消化態流動食（総合栄養食品）
PGソフトエース™	マーメッド®プラス300/ マーメッド®プラス400	PGソフトエース™ MP	カームソリッド®300	ハイネ®ゼリーアクア
テルモ	テルモ	テルモ	ニュートリー	大塚製薬工場
テルモ	テルモ	テルモ	ニュートリー/ニプロ	大塚製薬工場
乳成分	大豆	乳成分/大豆	乳/大豆	乳/ゼラチン/大豆
400 g/533 g	400/533	400 g/533 g	400	250 g
133 g	133 g	133 g	133.3 mL	125 g
4	4	3.3	3.8	5
2.2	3.8	2.5	2.2	2.3
17.1	13.6	17.2	16.9	15.7
110	118	110	116.3	101
*0.9	*1	*0.9	–	–
85	105	85	87.7	82
0.55	0.8	0.55	0.6	2
0.9 mg	1 mg	0.9 mg	1.1	3.5 mg
15	11	15	16.7	9.5
165	180	165	196	177
150	115	195	178	199
129	165	129	156	156
60	85	60	67	94
35	39	30	33	39
75	110	60	70	75
1	1.1	1	0.8	0.81
1.2	1.3	1.2	1.1	1.8
0.1	0.1	0.1	0.1	0.12
0.4	0.44	0.4	0.4	0.5
25	28	25	15	19
6	6.6	6	5.6	5
6	4.5	6	4.4	4
6	6.5	6	2.5	3.2
*360	320	*400	496 mOsm/kg	–
20,000	35	20,000	20,000	約6,000
25℃, B型6 rpm	25℃	25℃, B型6 rpm	20℃, 6 rpm	20℃, 12 rpm
ヨーグルト風味	–	ヨーグルト風味	バニラ風味	ミルク風味
134	131	168	142	100
2.4	6.2	2.7	3.93	3
検出限界以下	*1.4	*9.3	–	–
–	–	–	–	*1.2
–	–	–	–	*0

紙パックは液体，バッグタイプは液体RTHタイプとして記載する

タイプ	液体 RTH 0.8 kcal/mL	粘度可変 0.8 kcal/mL	液体 0.9 kcal/mL	液体 1.0 kcal/mL
区分	半消化態流動食	消化態流動食	半消化態流動食	消化態流動食
製品名	CZ-Hi®0.8アセプバッグ	ハイネイーゲル®(375 mL/500 mL)	インパクト®	ペプチーノ®
製造会社	森永乳業	大塚製薬工場	ネスレ日本	テルモ
販売会社	クリニコ	大塚製薬工場	ネスレ日本	テルモ
アレルギー表示特定原材料	乳/大豆	大豆/ゼラチン	乳	乳 (乳糖0.22 g以下)
容量 (mL)	500	375/500	125	200
容量 (100 kcalあたり)	125 mL	125 mL	113.6 mL	100 mL
たんぱく質 (g)	5	4	9.5	3.6
脂質 (g)	2.2	2.2	3.7	0
炭水化物(糖質+食物繊維) (g)	16.7	16.8	7.1	21.4
水分 (g)	109	110	98	85
灰分 (g)	0.8	–	1.2	*0.6
ビタミンA (μgRAE)	75	67.5	65	0
ビタミンD (μg)	0.5	1.25	4	0
ビタミンE (mgα-TE)	1.2	2.38 mg	2	0
ビタミンK (μg)	8	6.25	*2	0
Na (mg)	90	166.3	130	70
Cl (mg)	130	151.3	70	105
K (mg)	150	156.3	150	77
Ca (mg)	75	58.8	96	75
Mg (mg)	38	22.5	20	18
P (mg)	75	82.5	80	40
Fe (mg)	1.1	0.588	1.5	0.7
Zn (mg)	1.1	1.2	1.7	1.2
Cu (mg)	0.1	0.08	0.12	0.1
Mn (mg)	0.18	0.325	0.6	–
I (μg)	15	13.8	19	*30
Se (μg)	4	3.25	6	*1
Cr (μg)	4	2.88	6	*4
Mo (μg)	3	5	4	*8
浸透圧 (m0sm/L)	220	約360	470	470/500*
粘度 (mPa・s)	9	約10	11	6
粘度 (測定条件)	20℃	25℃, 12 rpm		20℃
味・フレーバー	あずき風味	紅茶風味	ミルクコーヒー味	プレーン/アップル風味/レモン風味
NPC/N比	100	131	33	152
n-6/n-3比	3.3	2.8	0.4	–
コレステロール (g)	–	検出限界 (1 mg/100 g) 未満	4.5	0
水溶性食物繊維 (g)	1.8	1.32	0	0
不溶性食物繊維 (g)	0.2	0.06	0	0

液体 1.0 kcal/m 消化態流動食	液体 1.0 kcal/mL 半消化態流動食	半固形 1.0 kcal/g 半消化態流動食（総合栄養食品）	半固形 1.0 kcal/g 半消化態流動食	半固形 1.0 kcal/g 半消化態流動食
ペプタメン® インテンス	プロミア®	ハイネ® ゼリー	カロリーメイト® ゼリー アップル味	エコフロー® 400
ネスレ日本	テルモ	大塚製薬工場	大塚製薬	森永乳業
ネスレ日本	テルモ	大塚製薬工場	大塚製薬	クリニコ
乳/大豆	a) 乳/大豆/鶏 b) 乳/大豆 c) 乳/大豆/小麦	乳/ゼラチン/大豆	乳/りんご/ゼラチン	乳/大豆
100	26.8g	300 g	200 g	400 g
100 mL	2.68 g	100 g	100 g	100 g
9.2	10	5	3.8	4
3.7	0〜0.4	2.3	2.2	2.8
7.5	10.3-b), 12.1〜17	15.7	17.3	16.4
85	–	76	83.5	76
–	–	–	–	0.9
140	283	82	113	95
2.4	1.83	2	1.3	0.7
2.0 mg	2.33	3.5 mg	2	1.4
12	25	9.5	–	9
120	394	177	15	180
60	*322a), *309b), *260c)	199	–	210
180	*24a), *66b), *26c)	156	30	150
60	*7a), *19b), *5c)	94	100	75
21	*1a), *5b), *2c)	39	25	38
50	*22a), *39b), *25c)	75	109	75
1.8	2.5	0.81	–	1.1
1.3	4	1.8	–	1.4
0.11	0.3	0.12	–	0.1
0.5	1.33	0.5	–	0.18
22	*73a), *75b, c)	19	–	15
6	10	5	–	4
6	13	4	–	4
24	8	3.2	–	*3
310	–	—	–	—
7	–	–	–	–
–	–	約6,000	–	約1,800
–	–	20℃, 12 rpm	–	20℃, 6 rpm
–	a) コンソメ味/b) コーンスープ味/c) 和風味	黒糖風味	–	カフェオレ風味
43	38	100	–	131
0.9	–	3	–	3.6
–	*1.9a), 2.7b), 1.6c)	–	–	–
–	–	*1.2	–	–
–	–	*0	–	–

紙パックは液体, バッグタイプは液体RTHタイプとして記載する

タイプ	半固形 1.0 kcal/g	半固形 1.0 kcal/g	液体RTH 1.0 kcal/mL	液体 1.0 kcal/mL
区分	半消化態流動食	半消化態流動食	半消化態流動食（総合栄養食品）	半消化態流動食（総合栄養食品）
製品名	アクトエール® アクア 400	エフツーショット™ EJ (200 kcal、300 kcal、400 kcal)	ハイネ® バッグQLタイプ 300 kcal/400 kcal	CZ-Hi®
製造会社	森永乳業	テルモ	大塚製薬工場	森永乳業
販売会社	クリニコ	テルモ	大塚製薬工場	クリニコ
アレルギー表示特定原材料	乳/大豆	乳成分/大豆	乳成分/大豆	乳/大豆
容量 (mL)	400 g	200 g・300 g・400 g	300・400	200・1,000
容量 (100 kcalあたり)	100 g	100 g	100 mL	100 mL
たんぱく質 (g)	4	4	5	5
脂質 (g)	2.8	2.2	2.3	2.2
炭水化物（糖質＋食物繊維）(g)	16.4	17	15.7	17.1
水分 (g)	76	77	84.6	84
灰分 (g)	0.9	*0.9	-	0.8
ビタミンA (μgRAE)	95	85	82	75
ビタミンD (μg)	0.7	0.55	2	0.5
ビタミンE (mgα-TE)	1.4	0.9 mg	3.5 mg	1.2
ビタミンK (μg)	9	15	9.5	8
Na (mg)	180	136	177	90
Cl (mg)	210	150	220	130
K (mg)	150	129	156	150
Ca (mg)	75	60	94	75
Mg (mg)	38	35	39	38
P (mg)	75	75	94	75
Fe (mg)	1.1	1	0.81	1.1
Zn (mg)	1.4	1.2	1.8	1.1
Cu (mg)	0.1	0.1	0.12	0.1
Mn (mg)	0.18	0.4	0.50	0.18
I (μg)	15	25	19	15
Se (μg)	4	6	5.0	4
Cr (μg)	4	6	4.0	4
Mo (μg)	*3		3.2	*12
浸透圧 (mOsm/L)	-	*470	約370	300
粘度 (mPa・s)	約20,000	2,000	約17	17
粘度（測定条件）	20℃、6 rpm	25℃、B型6 rpm	25℃/12 rpm	20℃
味・フレーバー	カフェオレ風味	ヨーグルト風味		あずき風味
NPC/N比	131	134	110	100
n-6/n-3比	3.6	2.6	3	3.3
コレステロール (g)	-	*9	-	-
水溶性食物繊維 (g)	-	0.6	*1.1	-
不溶性食物繊維 (g)	-	0.9	*0.1	-

液体RTH 1.0 kcal/mL 半消化態流動食（総合栄養食品）	液体 1.0 kcal/mL 半消化態流動食	液体 1.0 kcal/mL 半消化態流動食	液体 1.0 kcal/mL 半消化態流動食	液体 1.0 kcal/mL 半消化態流動食
CZ-Hi® アセプバッグ	カロリーメイト® 缶	MA-8® プラス	E-3	PRONA®
森永乳業	大塚製薬	森永乳業	森永乳業	森永乳業
クリニコ	大塚製薬	クリニコ	クリニコ	クリニコ
乳/大豆	乳/大豆/ゼラチン	乳/大豆	乳/大豆	乳/大豆
200・300・400	200	200・1,000	200・1,000	200・1,000
100 mL	100 mL	100 mL	100 mL	100 mL
5	3.8~5	4	5	5.5
2.2	2.2	3	2.2	2.2
17.1	15.6~16.8	14.7	15.5	15.8
84	83.9~16.8	85	84	84
0.8	–	0.6	0.7	0.9
75	112.5	75	75	107
0.5	1.25	0.5	0.5	0.7
1.2	2	1	1.2	1
8	137.5~170	7	8	10
90	–	120	80	220
130	–	110	116	195
150	70~90	95	150	130
75	35	60	65	60
38	13	20	30	30
75	50~60	60	65	60
1.1	0.65~1.25	0.8	1.1	1
1.1	–	1	1	1.5
0.1	–	0.07	0.1	0.12
0.18	–	0.18	0.18	0.15
15	–	13	13	17
4	–	3	3	4
4	–	3	4	5
*12	–	3	*5	*4
300	–	260	250	340
17	–	12	11	17
20℃	–	20℃	20℃	20℃
あずき風味	コーヒー/カフェオレ/ココア/コーンスープ	バニラ風味	バナナ風味	コーンスープ風味
100	–	131	100	89
3.3	–	2.7	3.3	2.6
–	–	–	–	–
–	–	0.0	–	1.4
–	–	0.4	–	0.1

紙パックは液体，バッグタイプは液体RTHタイプとして記載する

タイプ	液体 1.0 kcal/mL	液体 1.0 kcal/mL	液体 1.0 kcal/mL	液体 1.0 kcal/mL
区分	半消化態流動食	半消化態流動食	半消化態流動食	半消化態流動食
製品名	E-7Ⅱ®	エフツー®アルファ ミックスフルーツ風味 200 mL	メディエフ® 200 mL/1,000 mL	サンエット®-SA 200 mL/1,000 mL
製造会社	森永乳業	テルモ	ネスレ日本	日油
販売会社	クリニコ	テルモ	ネスレ日本	ニュートリー
アレルギー表示特定原材料	乳/大豆	乳/大豆	乳/大豆	乳/大豆/ゼラチン
容量 (mL)	200・1,000	200	200・1,000	200・1,000
容量 (100 kcalあたり)	100 mL	100 mL	100 mL	100 mL
たんぱく質 (g)	5	5	4.5	5.5
脂質 (g)	2	2.2	2.8	2.2
炭水化物 (糖質+食物繊維) (g)	16.3	15.5	14.3	16
水分 (g)	84	84	84	83.5
灰分 (g)	0.8	0.5	1	–
ビタミンA (μgRAE)	90	85	67	75
ビタミンD (μg)	0.6	0.6	0.5	0.325
ビタミンE (mgα-TE)	1	3 mg	0.6	2 mg
ビタミンK (μg)	8	15	7	7
Na (mg)	180	100	185	180
Cl (mg)	195	63	80	110
K (mg)	130	110	130	130
Ca (mg)	60	90	65	60
Mg (mg)	30	35	26	30
P (mg)	60	70	55	110
Fe (mg)	1	1.2	0.8	1.3
Zn (mg)	1	1.2	1.7	1.4
Cu (mg)	0.1	0.1	0.11	0.13
Mn (mg)	0.18	0.4	0.34	0.5
I (μg)	13	35	13	19
Se (μg)	3	3	2.5	6
Cr (μg)	4	4	2.5	3.8
Mo (μg)	3	3	2.1	3.8
浸透圧 (mosm/L)	340	370	400	309
粘度 (mPa・s)	17	10	6	10
粘度 (測定条件)	20℃	20℃	–	20℃
味・フレーバー	ヨーグルト風味	ミックスフルーツ味	バニラ風味	ヨーグルト風味
NPC/N比	100	102	110	89
n-6/n-3比	2.4	3	3.3	2.8
コレステロール (g)	–	•3	–	–
水溶性食物繊維 (g)	–	1.4	–	2
不溶性食物繊維 (g)	–	0.6	–	–

エキスパートが教える輸液・栄養剤選択の考え方

液体 1.0 kcal/mL	液体 1.0 kcal/mL	液体 1.0 kcal/mL	液体 1.0 kcal/mL	液体 1.0 kcal/mL
半消化態流動食	半消化態流動食	半消化態流動食	半消化態流動食	半消化態流動食
リカバリー®SOY 200 mL/1,000 mL	リカバリー®Amino 200 mL/1,000 mL	アイソカル®RTU	明治メイバランス®1.0	明治メイバランス®HP1.0
マルサンアイ	マルサンアイ	ネスレ日本	明治	明治
ニュートリー	ニュートリー	ネスレ日本	明治	明治
乳/大豆	乳/大豆	乳/大豆	乳成分/大豆	乳成分/大豆
200・1,000	200・1,000	200	200・1,000	200・1,000
100 mL	100 mL	100 mL	100 mL	100 mL
4.5	5	3.3	4	5
2.5	2.7	4.2	2.8	2.5
15.6	15.4	12.6	15.5	15.3
84	84	87	84.5	84.3
–	–	0.6	0.67	0.67
90	110	80	60	60
0.75	0.8	0.6	0.5	0.5
3 mg	2 mg	0.9	3 mg	3 mg
4	10	9	5	5
125	165	55	110	110
120	150	100	140	110
150	135	130	100	100
75	90	70	60	70
25	45	32	20	30
95	95	50	60	70
1.5	1.6	0.7	1.0	1
1.2	1.5	1.1	0.8	1
0.12	0.1	0.08	0.08	0.05
0.27	0.5	0.01	0.23	0.23
13	19	1	15	15
2	6	3	3.5	6
3.7	4.5	1	3	3
15	14	1	2.5 (参考値)	2.5 (参考値)
350	485	280	380	420
9.2	8.5	8	10	10
20℃	20℃		20℃	20℃
プレーン味	フレーク風味		バニラ風味	バニラ風味
114	100	160	134	102
3.4	3.1	7.7	3.2	3.2
–	2	0	–	–
1	2	0.6	–	–
—	—	0	–	–

紙パックは液体，バッグタイプは液体RTHタイプとして記載する

タイプ	液体RTH 1.0 kcal/mL	液体RTH 1.0 kcal/mL	液体RTH 1.0 kcal/mL	液体RTH 1.0 kcal/mL
区分	半消化態流動食	半消化態流動食	半消化態流動食	半消化態流動食
製品名	K-2S プラス 300 mL/400 mL	K-5S 300 mL/400 mL	MA-8® プラス アセプバッグ	PRONA® アセプバッグ
製造会社	ニュートリー	ニュートリー	森永乳業	森永乳業
販売会社	ニュートリー	ニュートリー	クリニコ	クリニコ
アレルギー表示特定原材料	卵 / 乳 / 大豆	卵 / 乳 / 大豆	乳 / 大豆	乳 / 大豆
容量（mL）	300・400	300・400	300・400	300・400
容量（100 kcal あたり）	100 mL	100 mL	100 mL	100 mL
たんぱく質（g）	3.5	4.5	4.	5.5
脂質（g）	3.3	3.3	3	2.2
炭水化物 （糖質＋食物繊維）（g）	14.1	13.8	14.7	15.8
水分（g）	85.1	84.7	85	84
灰分（g）	0.5	0.7	0.6	0.9
ビタミンA（μgRAE）	85	85	75	107
ビタミンD（μg）	0.6	0.6	0.5	0.7
ビタミンE（mgα-TE）	1.2 mg	0.9 mg	1	1
ビタミンK（μg）	9	8	7	10
Na（mg）	120	150	120	220
Cl（mg）	50	150	110	195
K（mg）	60	110	95	130
Ca（mg）	60	60	60	60
Mg（mg）	13	23	20	30
P（mg）	45	70	60	60
Fe（mg）	1.2	0.8	0.8	1.0
Zn（mg）	1	1.5	1	1.5
Cu（mg）	0.07	0.1	0.07	0.12
Mn（mg）	-	0.4	0.18	0.15
I（μg）	-	15	13	17
Se（μg）	5	5	3	4
Cr（μg）	-	4	3	5
Mo（μg）	3	3	3	*4
浸透圧（mOsm/L）	340	350	260	340
粘度（mPa・s）	5	10	12	17
粘度（測定条件）	23 ± 2℃	23 ± 2℃	20℃	20℃
味・フレーバー	ヨーグルト風味	ヨーグルト風味	バニラ風味	コーンスープ風味
NPC/N比	157	116	131	89
n-6/n-3比	3.1	2.8	2.7	2.6
コレステロール（g）	-	-	-	-
水溶性食物繊維（g）	-	-	0	1.4
不溶性食物繊維（g）	-	-	0.4	0.1

液体RTH 1.0 kcal/mL	液体RTH 1.0 kcal/mL	液体 1.0 kcal/mL	液体 1.0 kcal/mL	液体 1.0 kcal/mL
半消化態流動食	半消化態流動食	半消化態流動食	半消化態流動食	半消化態流動食
E-7Ⅱ®アセプバッグ	明治メイバランス® HP1.0 Zパック300 K/400 K	グルセルナ®-REX	ディムス®	タピオン®α
森永乳業	明治	アボット	森永乳業	テルモ
クリニコ	明治	アボット	クリニコ	テルモ
乳/大豆	乳成分/大豆	乳/大豆	乳/大豆	乳/大豆
300・400	300・400	200・400	200	200
100 mL	100 mL	100 mL	100 mL	100 mL
5	5	4.2	4	4
2	2.5	5.6	2.8	4.5
16.3	15.3	9.7	16.7	12.8
84	84.3	85	84	84.5
0.8	0.67	–	0.5	1
90	60	104	75	91
0.6	0.50	0.85	0.5	0.5
1	3 mg	2.7	10	3 mg
8	5	*3	8	7.5
180	110	94	85	100
195	110	100	85	100
130	100	100	75	120
60	70	70	70	65
30	30	21	35	25
60	70	65	70	60
1	1	1.4	1	1
1	1	1.2	0.9	1
0.1	0.05	0.16	0.1	0.09
0.18	0.23	–	0.18	0.4
13	15	–	15	35
3	6	–	4	6
4	3	–	4	6
3	2.5（参考値）	–	3	6
340	390	560	280	250
17	15	10	14	10
20℃	20℃	20℃	20℃	20℃
ヨーグルト風味	バニラ風味	なし	バニラ風味	
100	102	128	131	134
2.4	3.2	3.1	2.8	4.2
-	-	0.008	–	*2
-	-		2.2	-
-	-		0.2	-

紙パックは液体, バッグタイプは液体RTHタイプとして記載する

タイプ	液体 1.0 kcal/mL	液体 1.0 kcal/mL	液体 1.0 kcal/mL	液体RTH 1.0 kcal/mL
区分	半消化態流動食	半消化態流動食	半消化態流動食	半消化態流動食
製品名	アイソカル® グルコパル®TF	アイソカル®1.0ジュニア	明治インスロー®	ディムス® アセプバッグ
製造会社	ネスレ日本	ネスレ日本	明治	森永乳業
販売会社	ネスレ日本	ネスレ日本	明治	クリニコ
アレルギー表示特定原材料	乳	乳/大豆	乳成分/大豆	乳/大豆
容量 (mL)	200	200	200	300・400
容量 (100 kcalあたり)	100 mL	100 mL	100 mL	100 mL
たんぱく質 (g)	3.6	2.8	5	4
脂質 (g)	4.5	3.3	3.3	2.8
炭水化物 (糖質＋食物繊維) (g)	13.1	15.2	13.9	16.7
水分 (g)	80	83	84.2	84
灰分 (g)	0.6	0.7	0.7	0.5
ビタミンA (µgRAE)	87	55	75	75
ビタミンD (µg)	1.3	0.5	0.75	0.5
ビタミンE (mgα-TE)	10.8 mg	0.9	8 mg	10
ビタミンK (µg)	6	4	*0.6	8
Na (mg)	75	80	70	85
Cl (mg)	80	60	60	85
K (mg)	75	55	80	75
Ca (mg)	70	100	80	70
Mg (mg)	32	17	25	35
P (mg)	65	60	80	70
Fe (mg)	0.8	1	1	1
Zn (mg)	1.9	1	1	0.9
Cu (mg)	0.19	0.1	0.05	0.1
Mn (mg)	0.6	0.3	*0.014	0.18
I (µg)	33	10	*1.4	15
Se (µg)	5	3	3.5	4
Cr (µg)	6	2	3	4
Mo (µg)	4	2	*1.9	3
浸透圧 (mOsm/L)	390	290	500	280
粘度 (mPa・s)	10	6	10	14
粘度 (測定条件)	-	-		20℃
味・フレーバー			マロンフレーバー	バニラ風味
NPC/N比	120	200	103	131
n-6/n-3比	2.4	5.9	2.4	2.8
コレステロール (g)	-	0	-	-
水溶性食物繊維 (g)	2.6	0.8	-	2.2
不溶性食物繊維 (g)	0	0	-	0.2

液体 1.0 kcal/mL	液体 1.0 kcal/mL	半固形 1.0 kcal/mL	半固形 1.0 kcal/mL	液体 1.2 kcal/mL
半消化態流動食	半消化態流動食	半消化態流動食	半消化態流動食	半消化態流動食
明治メイン®	明治YH®	カームソリッド®400	明治メイグッド®300 K	レナジー-bit®(乳酸菌飲料風味/コーヒー風味)
明治	明治	ニュートリー	明治	森永乳業
明治	明治	ニュートリー/ニプロ	明治	クリニコ
乳成分/大豆	乳成分/大豆	乳/大豆	乳成分/大豆	乳/大豆
200	200	400	300	125
100 mL	100 mL	100 mL	100 mL	83 mL
5	4	3.8	4	0.6
2.8	2.8	2.2	2.8	2.8
14.9	16.1	16.9	15.7	20.8
84.1	84	83.3	83.3	67
0.8	0.8	–	0.92	0.07
150	114	87.5	75	60
0.75	0.75	0.6	0.63	*0.2
5 mg	4.5	1.1	3.8 mg	3.3
*2.3	7.5	16.7	6.3 (参考値)	5
80	100	196	197	30
80	110	178	140	–
120	120	156	100	0~6.7
100	100	67	60	*1.7
20	20	33	20	*1
90	90	70	75	3.3~10
1	1	0.8	1	*<0.07
1	1.2	1.1	1.5	2
0.05	0.06	0.1	0.13	–
*0.096	0.23	0.4	0.2	–
*6.2	15	15	14	–
5	6	5.6	6	4
*1.94	3	4.5	4.6 (参考値)	–
*4.5	5	2.5	6.5 (参考値)	–
700	600	685 mOsm/kg	-	390
70	50	20,000	10,000~30,000 (参考値)	10
20℃	20℃	20℃, 6 rpm	20℃, E型1sec-1	20℃
フルーツフレーバー	フルーツ風味	バニラ風味	アップルヨーグルト味	乳酸菌飲料風味/コーヒー風味
102	134	142	134	1,017
2	2.2	3.93	3.2	2.5
–	–	–	–	2.5
–	–	–	–	0.2

紙パックは液体，バッグタイプは液体RTHタイプとして記載する

タイプ	半固形 1.25 kcal/mL	液体 1.28 kcal/mL	液体 1.5 kcal/mL	液体 1.5 kcal/mL
区分	半消化態流動食	半消化態流動食	消化態流動食	消化態流動食
製品名	カームソリッド®500	リソース®グルコパル	ペプタメン®AF	ペプタメン® スタンダード
製造会社	ニュートリー	ネスレ日本	ネスレ日本	ネスレ日本
販売会社	ニュートリー／ニプロ	ネスレ日本	ネスレ日本	ネスレ日本
アレルギー表示特定原材料	乳／大豆	乳	乳／大豆	乳／大豆
容量 (mL)	400	125	200	200
容量 (100 kcal あたり)	80 mL	78.1 mL	67 mL	67 mL
たんぱく質 (g)	3.8	5	6.3	3.5
脂質 (g)	2.2	3.3	4.4	4
炭水化物 (糖質＋食物繊維) (g)	16.9	13.4	8.8	12.5
水分 (g)	62.6	62	52	51
灰分 (g)	–	0.7	–	–
ビタミンA (μgRAE)	87.6	86	100	100
ビタミンD (μg)	0.6	1.3	0.9	0.9
ビタミンE (mgα-TE)	1.1	10.8 mg	1 mg	1 mg
ビタミンK (μg)	16.7	4	2.0	2
Na (mg)	196	75	80	110
Cl (mg)	178	100	54	100
K (mg)	156	125	155	100
Ca (mg)	67	70	67	78
Mg (mg)	33	35	21	36
P (mg)	70	78	57	57
Fe (mg)	0.8	1.3	1.1	1.1
Zn (mg)	1.1	1.9	1.5	1.5
Cu (mg)	0.1	0.19	0.1	0.1
Mn (mg)	0.4	0.6	0.67	0.67
I (μg)	15	33	30	14
Se (μg)	5.6	5	4	4
Cr (μg)	4.4	6	6	6
Mo (μg)	2.5	4	16	6
浸透圧 (mOsm/L)	857 mOsm/kg	580	440	520
粘度 (mPa・s)	20,000	13	13	7
粘度 (測定条件)	20℃, 6 rpm			
味・フレーバー	バニラ風味	コーンスープ		バニラフレーバー
NPC/N比	142	87	74	150
n-6/n-3比	3.93	2.1	1.8	2.3
コレステロール (g)	–	1.2	–	–
水溶性食物繊維 (g)	–	1.3	–	–
不溶性食物繊維 (g)	–	–	–	–

半固形 1.5 kcal/g	半固形 1.5 kcal/g	液体 1.5 kcal/mL	液体 1.5 kcal/mL	液体 1.5 kcal/mL
半消化態流動食	半消化態流動食	半消化態流動食	半消化態流動食	半消化態流動食
PGソフト™EJ (300 kcal/400 kcal)	リカバリーニュートリート® (300 kcal/400 kcal)	A1.5	CZ-Hi® 1.5	リカバリー® 1.5 200 mL/1,000 mL
テルモ	えひめ中央農業協同組合	森永乳業	森永乳業	マルサンアイ
テルモ	ニュートリー	クリニコ	クリニコ	ニュートリー
乳成分/大豆	乳/大豆	乳/大豆	乳/大豆	乳/大豆
200 g/267 g	200 g/267 g	200・1,000	200・1,000	200・1,000
67 g	66.7 g	67 mL	67 mL	67 mL
4	5	4	5	4
2.2	2.4	3	2.2	3.22
16.1	15.7	15	16.7	14.73
44	42	52	50	50
*0.7	−	0.6	0.8	−
85	78	75	75	70
0.55	0.6	0.5	0.5	0.5
0.9 mg	1.2 mg	1	1.2	1.7 mg
15	10	7	8	10
136	180	120	90	100
150	190	110	130	105
129	155	95	150	145
60	80	60	75	60
35	33	20	38	35
75	100	60	75	100
1	1.5	0.8	1.1	1.7
1.2	1.5	1	1.1	1.30
0.1	0.14	0.07	0.1	0.1
0.4	0.45	0.18	0.18	0.5
25	17	13	15	15
6	4.5	3	4	4
6	3.5	3	4	3
6	11	3	3	12
*460	−	350	450	555
20,000	5,000	30	43	24
25℃, B型6 rpm	25℃, 12 rpm	20℃	20℃	20℃
ヨーグルト風味	ヨーグルト風味	バニラ風味	あずき風味	フルーツミックス風味
134	100	131	100	131
2.7	3.3	2.7	3.3	3.2
*8.7	−	−	3.3	1.3
−	1.5	0.9	1.8	1.3
		0.1	0.2	

紙パックは液体, バッグタイプは液体RTHタイプとして記載する

225

タイプ	液体 1.5 kcal/mL	液体 1.5 kcal/mL	液体 1.5 kcal/mL	液体 1.5 kcal/mL
区分	半消化態流動食	半消化態流動食	半消化態流動食	半消化態流動食
製品名	アイソカル®プラス 200 mL/1,000 mL	アイソカル®プラス EX	アイソカル®サポート	明治メイバランス®1.5
製造会社	ネスレ日本	ネスレ日本	ネスレ日本	明治
販売会社	ネスレ日本	ネスレ日本	ネスレ日本	明治
アレルギー表示特定原材料	乳/大豆	乳/大豆/バナナ	乳/大豆	乳成分/大豆
容量（mL）	200・1,000	200	200・1,000	200・1,000
容量（100 kcalあたり）	66.7 mL	66.7 mL	66.7 mL	66.7 mL
たんぱく質（g）	3.8	5	3.8	4
脂質（g）	4.6	4.6	4.6	2.8
炭水化物（糖質＋食物繊維）（g）	11.2	9.9	11.7	15.5
水分（g）	51	51	51	51.2
灰分（g）	0.9	0.7	0.7	0.67
ビタミンA（μgRAE）	80	80	80	60
ビタミンD（μg）	0.7	0.6	0.7	0.5
ビタミンE（mgα-TE）	0.9	0.9	0.9	3 mg
ビタミンK（μg）	5	6	6.7	5
Na（mg）	177	70	90	110
Cl（mg）	93	86	93	140
K（mg）	123	120	80	100
Ca（mg）	75	70	75	60
Mg（mg）	32	32	32	20
P（mg）	67	76	80	60
Fe（mg）	1	1	1	1
Zn（mg）	1.1	1.1	1.3	0.8
Cu（mg）	0.08	0.08	0.1	0.08
Mn（mg）	0.4	0.4	0.4	0.23
I（μg）	15	13	15	15
Se（μg）	3	3	5	3.5
Cr（μg）	3.3	3.5	3.3	3
Mo（μg）	2.7	2.5	2.7	2.5（参考値）
浸透圧（mOsm/L）	450	390	410	590
粘度（mPa·s）	18	22	30	15
粘度（測定条件）				20℃
味・フレーバー	—	バナナ風味		バニラ風味
NPC/N比	140	89	140	134
n-6/n-3比	4.1	3.8	8.8	3.2
コレステロール（g）	0.33	0.7	–	–
水溶性食物繊維（g）	0.5	0.5	1.5	–
不溶性食物繊維（g）	0.1	0	0	–

液体 1.5 kcal/mL	液体RTH 1.5 kcal/mL	液体 1.5 kcal/mL	液体RTH 1.5 kcal/mL	液体 1.5 kcal/mL
半消化態流動食	半消化態流動食	半消化態流動食	半消化態流動食	半消化態流動食
明治メイバランス® HP1.5	CZ-HI®1.5 アセプバッグ	レナジーU®	レナジーU® アセプバッグ	オキシーパ®
明治	森永乳業	森永乳業	森永乳業	アボット
明治	クリニコ	クリニコ	クリニコ	アボット
乳成分/大豆	乳/大豆	乳/大豆	乳/大豆	乳/大豆
200・1,000	200・267	200	200・267	250
66.7 mL	67 mL	67 mL	67 mL	66.7 mL
5	5	3.25	3.25	4.2
2.5	2.2	2.8	2.8	6.2
15.3	16.7	16.9	16.9	7
50.9	50	51	51	52.5
0.67	0.8	0.5	0.5	–
60	75	42	42	149
0.5	0.5	0.4	0.4	0.7
3 mg	1.2	1.3	1.3	3.8
5	8	7	7	–
110	90	115	115	87
110	130	142	142	100
100	150	78	78	116
70	75	33	33	64
30	38	17	17	24
70	75	40	40	64
1	1.1	0.8	0.8	1.4
1	1.1	1	1	1.1
0.05	0.1	0.05	0.05	0.14
0.23	0.18	0.18	0.18	–
15	15	13	13	–
6	4	3	3	*2.7
3	4	3	3	–
2.5（参考値）	3	3	3	–
620	450	470	470	385
25	43	22	22	21
20℃	20℃	20℃	20℃	20℃
バニラ風味	あずき風味	バニラ風味	バニラ風味	
102	100	167	167	124
3.2	3.3	2.45	2.45	1.6
–	3.3	–	–	0
–	1.8	1.7	1.7	–
–	0.2	–	–	–

紙パックは液体，バッグタイプは液体RTHタイプとして記載する

付録　経腸栄養剤一覧

タイプ	液体 1.5 kcal/mL	半固形 1.5 kcal/mL	液体 RTH 1.53 kcal/mL	液体 1.6 kcal/mL
区分	半消化態流動食	半消化態流動食	半消化態流動食	半消化態流動食
製品名	プルモケア®-Ex	アイソカルサポート® ソフト	明治リーナレン®D Zパック 300 K/400 K	栄養サポート食品 ファインケア®
製造会社	アボット	ネスレ日本	明治	キユーピー
販売会社	アボット	ネスレ日本	明治	キユーピー
アレルギー表示特定原材料	乳／大豆	乳／大豆／ゼラチン	乳成分／大豆	乳成分
容量 (mL)	250	200/267	196/262	125
容量 (100 kcalあたり)	66.7 mL	66.7 mL	65.4 mL	62.5 mL
たんぱく質 (g)	4.2	3.8	3.5	3.8
脂質 (g)	6.24	4.6	2.8	3.8
炭水化物 (糖質＋食物繊維) (g)	7	12.1	16.4	12.8
水分 (g)	52.5	51	50	47.4
灰分 (g)	－	0.87	0.4	0.5
ビタミンA (μgRAE)	106	100	60	175
ビタミンD (μg)	0.7	1	0.13	1.5
ビタミンE (mgα-TE)	3.7	0.7	1 mg	2.5 mg
ビタミンK (μg)	*2.7	6.7	*2.1	6.5
Na (mg)	87	90	99	70
Cl (mg)	100	107	50	43
K (mg)	116	163	60	65
Ca (mg)	64	75	50	48
Mg (mg)	24	32	15	13
P (mg)	64	80	50	45
Fe (mg)	1.4	1	1.5	2
Zn (mg)	1.1	1.3	1.5	1.2
Cu (mg)	0.14	0.13	0.075	0.2
Mn (mg)	－	0.4	0.23	0.23
I (μg)	－	15	15	－
Se (μg)	*2.7	3.7	9	3
Cr (μg)	－	6	3	4
Mo (μg)	－	11.3	2.5 (参考値)	－
浸透圧 (mOsm/L)	385	－	830	590
粘度 (mPa・s)	20	－	25	14
粘度 (測定条件)	20℃	－	20℃	20±1℃
味・フレーバー		ヨーグルト味	コーヒーフレーバー	コーヒー味／いちご味／バナナ味／おしるこ味
NPC/N比	124	140	157	145
n-6/n-3比	4.1	7.4	2.3	2.1
コレステロール (g)	0	Tr	－	－
水溶性食物繊維 (g)	－	1.9	－	－
不溶性食物繊維 (g)	－	－	－	－

液体 1.6 kcal/mL 半消化態流動食 エンジョイクリミール®	液体 1.6 kcal/mL 半消化態流動食 テルミール®ミニ	液体 1.6 kcal/mL 半消化態流動食 テルミール®ミニα	液体 1.6 kcal/mL 半消化態流動食 プロキュア®Z バナナ味/いちご味/ミルクキャラメル味/みかん味/あずき味	液体 1.6 kcal/mL 半消化態流動食 プロキュア®Z コーヒー味/ヨーグルト味
森永乳業	テルモ	テルモ	日清オイリオグループ	日清オイリオグループ
クリニコ	テルモ	テルモ	日清オイリオグループ	日清オイリオグループ
乳/大豆	乳/大豆a)/小麦b)	乳/大豆	乳/大豆	乳/大豆
125	125	125	125	125
62.5 mL	62.5 mL	62.5 mL	62.5 mL	62.5 mL
3.8	3.7	3.7	5	5
3.4	3.8	3.8	2.2	2.2
14.7	13	13.4	15.1	15.1
47	47	47	48	48
0.5	*0.3	*0.3	0.4	0.4
80	71	85	Tr	Tr
0.6	0.46	0.55	Tr	Tr
1.4	0.75 mg	3 mg	0.2~0.4 mg	0.02
8	6.3	7.5	2~3	2
55	50/88b)	75	125~130	135
58	75	50	–	–
89.5	50	75	5~6	9a)/6b)
69	45	60	5~7	7
16.5	10	30	2	2
64.5	45	40	46~47	48
0.75	0.9	1.2	3.6	3.6
0.7	1.2	1.2	3.6	3.6
0.07	0.1	0.1	0.04~0.05	0.03a)/0.05b)
0.12	0.35	0.4	0.04	0.04
9.5	*29	35	–	–
2.5	5	3	4 (Tr)	Tr
2.5	5	4	–	–
2	5	3	–	–
430	390	470a)/420b)	674~753	685a)/691b)
20	19/22b)	25	35~42	37a)/33b)
20℃	20℃	20℃	B型回転粘度計 60rpm20℃	B型回転粘度計 60rpm20℃
ヨーグルト味/いちご味/バナナ味/みかん味/コーンスープ味/くり流味/コーヒー味/ミルクティー味	コーヒー味/バナナ味/a)麦茶味/b)コーンスープ	いちご味/抹茶味	バナナ味/いちご味/ミルクキャラメル味/みかん味/あずき味	a)コーヒー味/b)ヨーグルト味
142	149	149	100	100
3.4	3.8	3.8	–	–
–	*1.3	*1.3	–	–
–	–	–	–	–
–	–	–	–	–

紙パックは液体，バッグタイプは液体RTHタイプとして記載する

タイプ	液体 1.6 kcal/mL	液体 1.6 kcal/mL	液体 1.6 kcal/mL	半固形 1.6 kcal/g
区分	半消化態流動食	半消化態流動食	半消化態流動食	半消化態流動食
製品名	リソース®ペムパル®	明治メイバランス®Mini	テルミール®ソフトM	リカバリー®Mini
製造会社	ネスレ日本	明治	テルモ	マルサンアイ
販売会社	ネスレ日本	明治	テルモ	ニュートリー
アレルギー表示特定原材料	乳/大豆	乳成分/大豆	乳/大豆	乳/大豆
容量 (mL)	125	125	125 g	125
容量 (100 kcalあたり)	62.5 mL	62.5 mL	63 g	62.5 mL (5種)
たんぱく質 (g)	4	3.75	3	4
脂質 (g)	4	2.8	3	3.8
炭水化物 (糖質＋食物繊維) (g)	12.5	15.85～15.9	15.3	13.3
水分 (g)	47	46.8～47	40	47
灰分 (g)	0.7	0.45～0.65	*0.5	-
ビタミンA (μgRAE)	64	60	71	54
ビタミンD (μg)	0.6	0.5	0.46	0.44
ビタミンE (mgα-TE)	1.5 mg	3	0.75 mg	1.8 mg
ビタミンK (μg)	-	*2.1～*2.25	6.3	6
Na (mg)	60	55～90	50	115
Cl (mg)	88	55～110	50	23
K (mg)	105	60～100	50	90
Ca (mg)	63	60	58	45
Mg (mg)	30	20	29	15
P (mg)	75	70	*11	85
Fe (mg)	1	0.75	0.8	1.5
Zn (mg)	1.2	1	1.2	1.5
Cu (mg)	0.18	0.05	0.11	0.09
Mn (mg)	-	*0.007～*0.0465	0.33	0.2
I (μg)	-	*0.5～ *0.6	*4.4	-
Se (μg)	6	6	5	1.5
Cr (μg)	-	*0.49～*1.64	*0.6	3.5
Mo (μg)	-	*2.1～*4.05	*5.6	13
浸透圧 (mOsm/L)	560	462～610	*420	550
粘度 (mPa・s)	15	20～50	20,000以上	28
粘度 (測定条件)	25℃	20℃	25℃, B型6 rpm	20℃
味・フレーバー	コーヒー味/ストロベリー味/バナナ味/あずき味	コーヒー味/ストロベリー味/バナナ味/ヨーグルト味/キャラメル味/コーンスープ味/さわやか白桃味/さわやかブルーベリー味	ストロベリー味/ヨーグルト味	マンゴー味/ミルクティー味/コーヒー味/バナナ味/きなこ味
NPC/N比	130	145	187	131
n-6/n-3比	-	-	7.6	4.5
コレステロール (g)	-	-	*6.3	-
水溶性食物繊維 (g)	-	-	-	1.0
不溶性食物繊維 (g)	-	-	-	-

液体 1.6 kcal/mL	液体 1.6 kcal/mL	液体 1.6 kcal/mL	液体 1.6 kcal/mL	液体 1.6 kcal/mL
半消化態流動食	半消化態流動食	半消化態流動食	半消化態流動食	半消化態流動食
明治メイバランス® Arg Mini	明治メイバランス® リハサポート® Mini	明治メイバランス® Mini カップ	明治メイバランス® Arg Mini カップ	ヘパス®（コーヒー風味/抹茶風味）
明治	明治	明治	明治	森永乳業
明治	明治	明治	明治	クリニコ
乳成分/大豆	乳成分/大豆	乳成分/大豆	乳成分/大豆	乳/大豆
125	125	125	125	125
62.5 mL	62.5 mL	62.5 mL	62.5 mL	62.5 mL
5	5	3.75	5	3.25
3.75	2.8	2.8	3.75	3.35
12.5	14.6	15.85～15.9	12.5	16.6
47.2	46.8	46.8～47	47.25	46.5
0.45	0.6	0.45～0.65	0.45	0.3
90	90	60	90	63
0.75	0.75	0.5	0.75	0.5
4.5 mg	5	3 mg	4.5 mg	37.5
*3	*1.3	*2.1～*2.25	*3	15
67.5	70	55～90	67.5	69
55	80	55～110	55	12.5
60	80	60～100	60	26.5
60	80	60	60	37.5
15	20	15～20	15	20
60	70	70～85	60	32.5
1.2	1	0.75	1.2	*<0.15
1.5	1	1	1.5	3.75
0.075	0.05	0.05	0.075	-
*0.008	*0.014	*0.007～*0.0465	*0.008	-
*0.75	*7.5	*0.5～*0.6	*0.75	-
6	5	6	6	-
*1.44	*2.5	*0.49～*1.64	*1.44	-
*0.8	*3.5	*2.1～*4.05	*0.8	-
490	850	465～610	490	650
20	30	20	20	22
20℃	30℃	20℃	20℃	20℃
ミルク味/ミックスベリー味	フルーツミックス味	コーヒー味/ヨーグルト味/ストロベリー味/バナナ味/抹茶味/コーンスープ味/白桃ヨーグルト味/ブルーベリーヨーグルト味/いちごヨーグルト味/マスカットヨーグルト味	ミルク味/ミックスベリー味	コーヒー風味/抹茶風味
81	104	145	81	167
3.2	2.7	-	3.2	2.435
-	-	-	-	-
-	-	-	-	-
-	-	-	-	-

紙パックは液体，バッグタイプは液体RTHタイプとして記載する

231

タイプ	液体 1.6 kcal/mL	液体 1.6 kcal/mL	液体 1.6 kcal/mL	液体 1.6 kcal/mL
区分	半消化態流動食	半消化態流動食	半消化態流動食	半消化態流動食
製品名	レナウェル®A (ココア味・ミックスフルーツ味)	レナウェル®3 (コーヒー味・プレーン)	明治リーナレン®D	明治リーナレン®LP
製造会社	テルモ	テルモ	明治	明治
販売会社	テルモ	テルモ	明治	明治
アレルギー表示特定原材料	乳/大豆	乳/大豆	乳成分/大豆	乳成分/大豆
容量 (mL)	125	125	125	125
容量 (100 kcalあたり)	62.5 mL	62.5 mL	62.5 mL	62.5 mL
たんぱく質 (g)	0.375	1.5	3.5	1
脂質 (g)	4.45	4.45	2.8	2.8
炭水化物 (糖質＋食物繊維) (g)	16.2	15	16.4	18.5
水分 (g)	47	47	46.9	47.4
灰分 (g)	*0.1	0.1	0.40	0.25
ビタミンA (μgRAE)	15	15	60	60
ビタミンD (μg)	0.06	0.06	0.13	0.13
ビタミンE (mgα-TE)	3 mg	3 mg	1 mg	1 mg
ビタミンK (μg)	*4.8	*4.8	*2.1	*2.1
Na (mg)	30	30	99	30
Cl (mg)	7.5	7.5	50	7.5
K (mg)	10	10	60	30
Ca (mg)	5	5	50	30
Mg (mg)	1.5	1.5	15	15
P (mg)	10	10	50	20
Fe (mg)	1.25	1.25	1.5	1.5
Zn (mg)	*0.02	*0.03	1.5	1.5
Cu (mg)	*0.001	*0.002	0.075	0.075
Mn (mg)	*0.005	*0.005	0.23	0.23
I (μg)	–	–	15	15
Se (μg)	–	–	9	9
Cr (μg)	–	–	3	3
Mo (μg)	–	–	2.5 (参考値)	2.5 (参考値)
浸透圧 (mOsm/L)	410	340	830	720
粘度 (mPa·s)	15	15	25	15
粘度 (測定条件)	20℃	20℃	20℃	20℃
味・フレーバー	ココア味/ミックスフルーツ味	コーヒー味/プレーン	コーヒーフレーバー	コーヒーフレーバー
NPC/N比	*1,676	*400	157	614
n-6/n-3比	3.8	3.8	2.3	2.6
コレステロール (g)	–	–	–	–
水溶性食物繊維 (g)	–	–	–	–
不溶性食物繊維 (g)	–	–	–	–

液体 1.6 kcal/mL	液体RTH 1.6 kcal/mL	液体RTH 1.6 kcal/mL	半固形 1.8 kcal/g	半固形 1.8 kcal/g
半消化態流動食	半消化態流動食	半消化態流動食	半消化態流動食	半消化態流動食
明治リーナレン®MP	明治リーナレン®LP Zパック	明治リーナレン®MP Zパック	アクトスルー®	明治メイフロー®300K
明治	明治	明治	森永乳業	明治
明治	明治	明治	クリニコ	明治
乳成分 / 大豆	乳成分 / 大豆	乳成分 / 大豆	乳 / 大豆	乳成分 / 大豆
125	250	250	167 g / 222 g	167
62.5 mL	62.5 mL	62.5 mL	56 g	55.6 mL
3.5	1	3.5	5	4
2.8	2.8	2.8	2.8	2.8
16	18.5	16	15.6	15.9
46.8	47.4	46.8	31	40
0.31	0.25	0.31	0.9	0.72
60	60	60	95	75
0.13	0.13	0.13	0.7	0.63
1 mg	1mg	1 mg	1.4	3.8 mg
*1.4	*2.1	*1.4	9	6.3
60	30	60	180	140
10	7.5	10	128	120
30	30	30	150	100
30	30	30	75	60
15	15	15	38	20
35	20	35	75	75
1.5	1.5	1.5	1.1	1
1.5	1.5	1.5	1.4	1.5
0.075	0.075	0.075	0.1	0.13
0.23	0.23	0.23	0.18	0.22
15	15	15	15	17
9	9	9	4	6
3	3	3	4	4 (参考値)
2.5 (参考値)	2.5 (参考値)	2.5 (参考値)	*6	2.2 (参考値)
730	720	730		790
25	15	25	約1,000 (6 rpm), 約5,000 (12 rpm)	400 (参考値)
20℃	20℃	20℃	20℃	20℃, B型12 rpm
コーヒーフレーバー	コーヒーフレーバー	コーヒーフレーバー	キャラメル風味	バニラ風味
157	614	157	100	134
2.6	2.6	2.6	3.2	3.2
–	–	–	–	–
–	–	–	–	–
–	–	–	–	–

紙パックは液体, バッグタイプは液体RTHタイプとして記載する

タイプ	液体 2.0 kcal/mL	液体 2.0 kcal/mL	液体 2.0 kcal/mL	液体 2.0 kcal/mL
区分	半消化態流動食	半消化態流動食	半消化態流動食	半消化態流動食
製品名	サンエット®-2.0	アイソカル®2K Neo	明治メイバランス®2.0	MA-R2.0
製造会社	日油	ネスレ日本	明治	森永乳業
販売会社	ニュートリー	ネスレ日本	明治	クリニコ
アレルギー表示特定原材料	乳/ゼラチン	乳/大豆/ゼラチン	乳成分/大豆	乳/大豆
容量（mL）	200・1,000	200・1,000	200・1,000	200・1,000
容量（100 kcalあたり）	50 mL	50 mL	50 mL	50 mL
たんぱく質（g）	4	3	3.4	3.7
脂質（g）	3.75	4.3	3.3	2.8
炭水化物 （糖質＋食物繊維）（g）	13.3	13	15	15.8
水分（g）	34.6	35	34.8	35
灰分（g）	-	0.65	0.47	0.5
ビタミンA（μ gRAE）	110	80	60	75
ビタミンD（μg）	0.7	0.6	0.50	0.5
ビタミンE（mgα-TE）	1.5	0.9	3 mg	1.2
ビタミンK（μg）	8.5	5	5	7
Na（mg）	130	120	80	75
Cl（mg）	80	50	80	74
K（mg）	100	75	80	80
Ca（mg）	55	75	50	50
Mg（mg）	27.5	32	15	25
P（mg）	80	60	50	50
Fe（mg）	1.25	1.3	1	0.9
Zn（mg）	1.4	1.1	0.8	1.2
Cu（mg）	0.125	0.08	0.08	0.1
Mn（mg）	0.5	0.02	0.2	0.18
I（μg）	20	20	15	13
Se（μg）	6.5	4.5	3.5	4
Cr（μg）	4.5	1	3.	4
Mo（μg）	4	1.5	2.5（参考値）	3
浸透圧（m0sm/L）	578	460	600	620
粘度（mPa・s）	32	22	50	55
粘度（測定条件）	20℃		20℃	20℃
味・フレーバー	バニラ風味		バニラ風味	バナナ風味
NPC/N比	131	180	163	146
n-6/n-3比	2.8	8.1	3.2	3.4
コレステロール（g）	-	Tr	-	-
水溶性食物繊維（g）	1	0.9	-	1
不溶性食物繊維（g）	-	0.1	-	0

液体 2.0 kcal/mL 半消化態流動食	液体RTH 2.0 kcal/mL 半消化態流動食	液体RTH 2.0 kcal/mL 半消化態流動食	液体 2.0 kcal/mL 半消化態流動食	半固形 2.0 kcal/mL 半消化態流動食
テルミール®2.0 α ストロベリー味	MA-R2.0 アセプバッグ	サンエット®-2.0 バッグZ	メディミル® ロイシンプラス	アイソカル® セミソリッドサポート
テルモ	森永乳業	日油	味の素	ネスレ日本
テルモ	クリニコ	ニュートリー	味の素／ネスレ日本（医療・介護系ルート）	ネスレ日本
乳	乳／大豆	乳／ゼラチン	乳／大豆／ゼラチン	乳／大豆／ゼラチン
200	200・250	200・250	100	200/250
50 mL	50 mL	50 mL	50 mL	50 mL
3.6	3.7	4	4	3.6
3.8	2.8	3.75	5.15	4
13	15.8	13.3	10.2	13.4
35	35	34.6	35	33
*0.4	0.5	–	–	0.85
71	75	110	65	150
0.46	0.5	0.7	10	1.1
0.75 mg	1.2	1.5	0.65	0.8
6.3	7	8.5	–	6
50	75	130	55	125
50	74	80	30.5	140
50	80	100	63.5	120
38	50	55	40.5	70
19	25	27.5	10.5	32
50	50	80	24	100
0.8	0.9	1.25	1	0.8
1.2	1.2	1.4	1.5	1.1
0.12	0.1	0.125	0.065	0.11
0.35	0.18	0.5	–	0.5
Tr	13	20	5	22.5
5	4	6.5	4	3.5
Tr	4	4.5	*1.1	3.5
*2	3	4	*1.1	8.
480	620	578	–	–
30	55	32	–	–
20℃	20℃	20℃	–	–
ストロベリー味	バナナ風味	プレーン味	バナナミルク風味／コーヒー牛乳風味／いちごミルク風味／バニラ風味／抹茶ミルク風味	ヨーグルト味
150	146	131	136	150
3.8	3.4	2.8		7.3
*1.5	–	–		Tr
–	1	1		1.9
–	0			

紙パックは液体，バッグタイプは液体RTHタイプとして記載する

タイプ	半固形 2.5 kcal/g	半固形 4.0 kcal/mL
区分	半消化態流動食	半消化態流動食
製品名	メディエフ プッシュケア®2.5 (120 g/160 g)	テルミール® アップリード™ (りんご 風味/サワー風味)
製造会社	ネスレ日本	テルモ
販売会社	ネスレ日本	テルモ
アレルギー表示特定原材料	乳/大豆	乳成分/ゼラチン
容量 (mL)	120 g・160 g	100
容量 (100 kcalあたり)	40 g	25 mL
たんぱく質 (g)	4.7	3.5
脂質 (g)	2.8	5.4
炭水化物 (糖質＋食物繊維) (g)	14	9.4
水分 (g)	17	11
灰分 (g)	0.9	*0.2
ビタミンA (μgRAE)	89	53
ビタミンD (μg)	0.6	0.34
ビタミンE (mgα-TE)	0.8	0.56 mg
ビタミンK (μg)	8	9.4
Na (mg)	200	38
Cl (mg)	200	38
K (mg)	168	38
Ca (mg)	78	24
Mg (mg)	33	8
P (mg)	75	34
Fe (mg)	1.1	0.6
Zn (mg)	2	0.8
Cu (mg)	0.13	0.08
Mn (mg)	0.47	0.25
I (μg)	17	16
Se (μg)	3.3	4
Cr (μg)	3.3	4
Mo (μg)	2.8	4
浸透圧 (mOsm/L)	–	*420
粘度 (mPa・s)	–	10,000前後
粘度 (測定条件)	–	25℃, B型6 rpm
味・フレーバー	–	りんご風味/サワー風味
NPC/N比	–	142
n-6/n-3比	3.1	3.8
コレステロール (g)	5.2	*2.8
水溶性食物繊維 (g)	–	–
不溶性食物繊維 (g)	–	–

日本人の食事摂取基準（2020）

表1 ● 参考表：推定エネルギー必要量（kcal/日）

性別	男性			女性		
身体活動レベル①	I	II	III	I	II	III
0〜5（月）	−	550	−	−	500	−
6〜8（月）	−	650	−	−	600	−
9〜11（月）	−	700	−	−	650	−
1〜2（歳）	−	950	−	−	900	−
3〜5（歳）	−	1,300	−	−	1,250	−
6〜7（歳）	1,350	1,550	1,750	1,250	1,450	1,650
8〜9（歳）	1,600	1,850	2,100	1,500	1,700	1,900
10〜11（歳）	1,950	2,250	2,500	1,850	2,100	2,350
12〜14（歳）	2,300	2,600	2,900	2,150	2,400	2,700
15〜17（歳）	2,500	2,800	3,150	2,050	2,300	2,550
18〜29（歳）	2,300	2,650	3,050	1,700	2,000	2,300
30〜49（歳）	2,300	2,700	3,050	1,750	2,050	2,350
50〜64（歳）	2,200	2,600	2,950	1,650	1,950	2,250
65〜74（歳）	2,050	2,400	2,750	1,550	1,850	2,100
75以上（歳）②	1,800	2,100	−	1,400	1,650	−
妊婦（付加量）③ 初期				+ 50	+ 50	+ 50
中期				+ 250	+ 250	+ 250
後期				+ 450	+ 450	+ 450
授乳婦（付加量）				+ 350	+ 350	+ 350

①身体活動レベルは，低い，ふつう，高いの三つのレベルとして，それぞれ I，II，IIIで示した

②レベルIIは自立している者，レベルIは自宅にいてほとんど外出しない者に相当する．レベルIは高齢者施設で自立に近い状態で過ごしている者にも適用できる値である

③妊婦個々の体格や妊娠中の体重増加量および胎児の発育状況の評価を行うことが必要である

注1：活用にあたっては，食事摂取状況のアセスメント，体重およびBMIの把握を行い，エネルギーの過不足は，体重の変化またはBMIを用いて評価すること

注2：身体活動レベルIの場合，少ないエネルギー消費量に見合った少ないエネルギー摂取量を維持することになるため，健康の保持・増進の観点からは，身体活動量を増加させる必要がある

表2 ● たんぱく質の食事摂取基準（推定平均必要量, 推奨量, 目安量：g/日, 目標量：%エネルギー）

性　別								
	男　性				女　性			
年齢等	推定平均必要量	推奨量	目安量	目標量①	推定平均必要量	推奨量	目安量	目標量①
0〜5　（月）	−	−	10	−	−	−	10	−
6〜8　（月）	−	−	15	−	−	−	15	−
9〜11（月）	−	−	25	−	−	−	25	−
1〜2　（歳）	15	20	−	13〜20	15	20	−	13〜20
3〜5　（歳）	20	25	−	13〜20	20	25	−	13〜20
6〜7　（歳）	25	30	−	13〜20	25	30	−	13〜20
8〜9　（歳）	30	40	−	13〜20	30	40	−	13〜20
10〜11（歳）	40	45	−	13〜20	40	50	−	13〜20
12〜14（歳）	50	60	−	13〜20	45	55	−	13〜20
15〜17（歳）	50	65	−	13〜20	45	55	−	13〜20
18〜29（歳）	50	65	−	13〜20	40	50	−	13〜20
30〜49（歳）	50	65	−	13〜20	40	50	−	13〜20
50〜64（歳）	50	65	−	14〜20	40	50	−	14〜20
65〜74（歳）②	50	60	−	15〜20	40	50	−	15〜20
75以上（歳）②	50	60	−	15〜20	40	50	−	15〜20
妊婦（付加量）　初期					+ 0	+ 0		−③
妊婦（付加量）　中期					+ 5	+ 5	−	−③
妊婦（付加量）　後期					+ 20	+ 25		−④
授乳婦（付加量）					+ 15	+ 20	−	−④

①範囲に関しては，おおむねの値を示したものであり，弾力的に運用すること

②65歳以上の高齢者について，フレイル予防を目的とした量を定めることは難しいが，身長・体重が　参照体位に比べて小さい者や，特に75歳以上であって加齢に伴い身体活動量が大きく低下した者な　ど，必要エネルギー摂取量が低い者では，下限が推奨量を下回る場合がありうる．この場合でも，　下限は推奨量以上とすることが望ましい

③妊婦（初期・中期）の目標量は，13〜20％エネルギーとした

④妊婦（後期）および授乳婦の目標量は，15〜20％エネルギーとした

表3 ● 炭水化物と食物繊維の食事摂取基準

性別	炭水化物（%エネルギー）		食物繊維（g/日）	
	男性	女性	男性	女性
年齢等	目標量①、②	目標量①、②	目標量	目標量
0～5（月）	−	−	−	−
6～11（月）	−	−	−	−
1～2（歳）	50～65	50～65	−	−
3～5（歳）	50～65	50～65	8以上	8以上
6～7（歳）	50～65	50～65	10以上	10以上
8～9（歳）	50～65	50～65	11以上	11以上
10～11（歳）	50～65	50～65	13以上	13以上
12～14（歳）	50～65	50～65	17以上	17以上
15～17（歳）	50～65	50～65	19以上	18以上
18～29（歳）	50～65	50～65	21以上	18以上
30～49（歳）	50～65	50～65	21以上	18以上
50～64（歳）	50～65	50～65	21以上	18以上
65～74（歳）	50～65	50～65	20以上	17以上
75以上（歳）	50～65	50～65	20以上	17以上
妊婦		50～65		18以上
授乳婦		50～65		18以上

①範囲に関しては，おおむねの値を示したものである
②アルコールを含む．ただし，アルコールの摂取を勧めるものではない

表4-1 ● 脂質の食事摂取基準-1

性別	脂質（%エネルギー）			
	男性		女性	
年齢等	目安量	目標量①	目安量	目標量①
0～5（月）	50	−	50	−
6～11（月）	40	−	40	−
1～2（歳）	−	20～30	−	20～30
3～5（歳）	−	20～30	−	20～30
6～7（歳）	−	20～30	−	20～30
8～9（歳）	−	20～30	−	20～30
10～11（歳）	−	20～30	−	20～30
12～14（歳）	−	20～30	−	20～30
15～17（歳）	−	20～30	−	20～30
18～29（歳）	−	20～30	−	20～30
30～49（歳）	−	20～30	−	20～30
50～64（歳）	−	20～30	−	20～30
65～74（歳）	−	20～30	−	20～30
75以上（歳）	−	20～30	−	20～30
妊婦			−	20～30
授乳婦			−	20～30

①範囲に関しては，おおむねの値を示したものである

表4-2 ● 脂質の食事摂取基準-2

性　別 年齢等	飽和脂肪酸 (%エネルギー) ①, ② 男　性 目標量	女　性 目標量	n-6系脂肪酸 (g/日) 男　性 目安量	目標量	n-3系脂肪酸 (g/日) 女　性 目安量	目標量
0〜5 (月)	–	–	4	4	0.9	0.9
6〜11 (月)	–	–	4	4	0.8	0.8
1〜2 (歳)	–	–	4	4	0.7	0.8
3〜5 (歳)	10以下	10以下	6	6	1.1	1
6〜7 (歳)	10以下	10以下	8	7	1.5	1.3
8〜9 (歳)	10以下	10以下	8	7	1.5	1.3
10〜11 (歳)	10以下	10以下	10	8	1.6	1.6
12〜14 (歳)	10以下	10以下	11	9	1.9	1.6
15〜17 (歳)	8以下	8以下	13	9	2.1	1.6
18〜29 (歳)	7以下	7以下	11	8	2	1.6
30〜49 (歳)	7以下	7以下	10	8	2	1.6
50〜64 (歳)	7以下	7以下	10	8	2.2	1.9
65〜74 (歳)	7以下	7以下	9	8	2.2	2
75 以上 (歳)	7以下	7以下	8	7	2.1	1.8
妊　婦		7以下		9		1.6
授乳婦		7以下		9		1.8

①飽和脂肪酸と同じく，脂質異常症および循環器疾患に関与する栄養素としてコレステロールがある．コレステロールに目標量は設定しないが，これは許容される摂取量に上限が存在しないことを保証するものではない．また，脂質異常症の重症化予防の目的からは，200 mg/日未満に留めることが望ましい

②飽和脂肪酸と同じく，冠動脈疾患に関与する栄養素としてトランス脂肪酸がある．日本人の大多数は，トランス脂肪酸に関する世界保健機関（WHO）の目標（1％エネルギー未満）を下回っており，トランス脂肪酸の摂取による健康への影響は，飽和脂肪酸の摂取によるものと比べて小さいと考えられる．ただし，脂質に偏った食事をしている者では，留意する必要がある．トランス脂肪酸は人体にとって不可欠な栄養素ではなく，健康の保持・増進を図るうえで積極的な摂取は勧められないことから，その摂取量は1％エネルギー未満に留めることが望ましく，1％エネルギー未満でもできるだけ低く留めることが望ましい

表5-1 ● 脂溶性ビタミンの食事摂取基準-1（推奨量と目安量を抜粋）

性別	ビタミンA（µgRAE/日）①			
	男性		女性	
年齢等	推奨量②	目安量③	推奨量②	目安量③
0～5（月）	－	300	－	300
6～11（月）	－	400	－	400
1～2（歳）	400	－	350	－
3～5（歳）	450	－	500	－
6～7（歳）	400	－	400	－
8～9（歳）	500	－	500	－
10～11（歳）	600	－	600	－
12～14（歳）	800	－	700	－
15～17（歳）	900	－	650	－
18～29（歳）	850	－	650	－
30～49（歳）	900	－	700	－
50～64（歳）	900	－	700	－
65～74（歳）	850	－	700	－
75以上（歳）	800	－	650	－
妊婦 初期（付加量）			＋0	
妊婦 中期（付加量）			＋0	
妊婦 後期（付加量）			＋80	
授乳婦（付加量）			＋450	

①レチノール活性当量（µgRAE）＝レチノール（µg）＋β-カロテン（µg）×1/12
　＋α-カロテン（µg）×1/24＋β-クリプトキサンチン（µg）×1/24
　＋その他のプロビタミンAカロテノイド（µg）×1/24
②プロビタミンAカロテノイドを含む
③プロビタミンAカロテノイドを含まない

表5-2 ● 脂溶性ビタミンの食事摂取基準-2（目安量を抜粋）

性別	ビタミンD（µg/日）①		ビタミンE（mg/日）②		ビタミンK（µg/日）	
	男性	女性	男性	女性	男性	女性
年齢等	目安量	目安量	目安量	目安量	目安量	目安量
0～5（月）	5	5	3	3	4	4
6～11（月）	5	5	4	4	7	7
1～2（歳）	3	3.5	3	3	50	60
3～5（歳）	3.5	4	4	4	60	70
6～7（歳）	4.5	5	5	5	80	90
8～9（歳）	5	6	5	5	90	110
10～11（歳）	6.5	8	5.5	5.5	110	140
12～14（歳）	8	9.5	6.5	6	140	170
15～17（歳）	9	8.5	7	5.5	160	150
18～29（歳）	8.5	8.5	6	5	150	150
30～49（歳）	8.5	8.5	6	5.5	150	150
50～64（歳）	8.5	8.5	7	6	150	150
65～74（歳）	8.5	8.5	7	6.5	150	150
75以上（歳）	8.5	8.5	6.5	6.5	150	150
妊婦		8.5		6.5		150
授乳婦		8.5		7		150

①日照により皮膚でビタミンDが産生されることをふまえ，フレイル予防を図る者はもと
　より，全年齢区分を通じて，日常生活において可能な範囲内での適度な日光浴を心がけ
　るとともに，ビタミンDの摂取については，日照時間を考慮に入れることが重要である
②α-トコフェロールについて算定した．α-トコフェロール以外のビタミンEは含んでいない

表6-1 ● 水溶性ビタミンの食事摂取基準-1（推奨量と目安量を抜粋）

性　別	ビタミンB₁ (mg/日) ①、②				ビタミンB₂ (mg/日) ③			
	男　性		女　性		男　性		女　性	
年齢等	推奨量	目安量	推奨量	目安量	推奨量	目安量	推奨量	目安量
0〜5 （月）	−	0.1	−	0.1	−	0.3	−	0.3
6〜11 （月）	−	0.2	−	0.2	−	0.4	−	0.4
1〜2 （歳）	0.5	−	0.5	−	0.6	−	0.5	−
3〜5 （歳）	0.7	−	0.7	−	0.8	−	0.8	−
6〜7 （歳）	0.8	−	0.8	−	0.9	−	0.9	−
8〜9 （歳）	1	−	0.9	−	1.1	−	1	−
10〜11 （歳）	1.2	−	1.1	−	1.4	−	1.3	−
12〜14 （歳）	1.4	−	1.3	−	1.6	−	1.4	−
15〜17 （歳）	1.5	−	1.2	−	1.7	−	1.4	−
18〜29 （歳）	1.4	−	1.1	−	1.6	−	1.2	−
30〜49 （歳）	1.4	−	1.1	−	1.6	−	1.2	−
50〜64 （歳）	1.3	−	1.1	−	1.5	−	1.2	−
65〜74 （歳）	1.3	−	1.1	−	1.5	−	1.2	−
75以上 （歳）	1.2	−	0.9	−	1.3	−	1.0	−
妊　婦（付加量）			+ 0.2	−			+ 0.3	−
授乳婦（付加量）			+ 0.2	−			+ 0.6	−

①チアミン塩化物塩酸塩（分子量＝337.3）の重量として示した

②身体活動レベルⅡの推定エネルギー必要量を用いて算定した

特記事項：推定平均必要量は、ビタミンB₁の欠乏症である脚気を予防するに足る最小必要量からではなく、尿中にビタミンB₁の排泄量が増大しはじめる摂取量（体内飽和量）から算定

③身体活動レベルⅡの推定エネルギー必要量を用いて算定した

特記事項：推定平均必要量は、ビタミンB₂の欠乏症である口唇炎、口角炎、舌炎などの皮膚炎を予防するに足る最小量からではなく、尿中にビタミンB₂の排泄量が増大しはじめる摂取量（体内飽和量）から算定

表6-2 ● 水溶性ビタミンの食事摂取基準-2（推奨量と目安量を抜粋）

性 別	ナイアシン (mgNE/日) ①、②				ビタミンB6 (mg/日) ④				ビタミンB12 (μg/日) ⑤			
	男 性		女 性		男 性		女 性		男 性		女 性	
年齢等	推奨量	目安量	推奨量	目安量	推奨量	目安量	推奨量	目安量	推奨量	目安量	推奨量	目安量
0〜5（月）③	−	2	−	2	−	0.2	−	0.2	−	0.4	−	0.4
6〜11（月）	−	3	−	3	−	0.3	−	0.3	−	0.5	−	0.5
1〜2（歳）	6	−	5	−	0.5	−	0.5	−	0.9	−	0.9	−
3〜5（歳）	8	−	7	−	0.6	−	0.6	−	1.1	−	1.1	−
6〜7（歳）	9	−	8	−	0.8	−	0.7	−	1.3	−	1.3	−
8〜9（歳）	11	−	10	−	0.9	−	0.9	−	1.6	−	1.6	−
10〜11（歳）	13	−	10	−	1.1	−	1.1	−	1.9	−	1.9	−
12〜14（歳）	15	−	14	−	1.4	−	1.3	−	2.4	−	2.4	−
15〜17（歳）	17	−	13	−	1.5	−	1.3	−	2.4	−	2.4	−
18〜29（歳）	15	−	11	−	1.4	−	1.1	−	2.4	−	2.4	−
30〜49（歳）	15	−	12	−	1.4	−	1.1	−	2.4	−	2.4	−
50〜64（歳）	14	−	11	−	1.4	−	1.1	−	2.4	−	2.4	−
65〜74（歳）	14	−	11	−	1.4	−	1.1	−	2.4	−	2.4	−
75以上（歳）	13	−	10	−	1.4	−	1.1	−	2.4	−	2.4	−
妊 婦（付加量）			+0	−			+0.2	−			+0.4	−
授乳婦（付加量）			+3	−			+0.3	−			+0.8	−

①ナイアシン当量（NE）＝ナイアシン＋1/60トリプトファンで示した
②身体活動レベルⅡの推定エネルギー必要量を用いて算定した
③単位はmg/日
④たんぱく質の推奨量を用いて算定した（妊婦・授乳婦の付加量は除く）
⑤シアノコバラミン（分子量＝1,355.37）の重量として示した

表6-3 ● 水溶性ビタミンの食事摂取基準-3（推奨量と目安量を抜粋）

性 別	パントテン酸 (mg/日)		ビオチン (μg/日)		ビタミンC (mg/日) ①			
	男 性	女 性	男 性	女 性	男 性		女 性	
年齢等	目安量	目安量	目安量	目安量	推奨量	目安量	推奨量	目安量
0〜5（月）	4	4	4	4	−	40	−	40
6〜11（月）	5	5	5	5	−	40	−	40
1〜2（歳）	3	4	20	20	40	−	40	−
3〜5（歳）	4	4	20	20	50	−	50	−
6〜7（歳）	5	5	30	30	60	−	60	−
8〜9（歳）	6	5	30	30	70	−	70	−
10〜11（歳）	6	6	40	40	85	−	85	−
12〜14（歳）	7	6	50	50	100	−	100	−
15〜17（歳）	7	6	50	50	100	−	100	−
18〜29（歳）	5	5	50	50	100	−	100	−
30〜49（歳）	5	5	50	50	100	−	100	−
50〜64（歳）	6	5	50	50	100	−	100	−
65〜74（歳）	6	5	50	50	100	−	100	−
75以上（歳）	6	5	50	50	100	−	100	−
妊 婦		5		50			+10	
授乳婦		5		50			+45	

①l-アスコルビン酸（分子量＝176.12）の重量で示した．特記事項：推定平均必要量は、ビタミンCの欠乏症である壊血病を予防するに足る最小量からではなく、心臓血管系の疾病予防効果および抗酸化作用の観点から算定
※ビタミンCの妊婦と授乳婦の数値は付加量を示す

表6-4 ● 水溶性ビタミンの食事摂取基準-4（推奨量と目安量を抜粋）

性別	男性		女性	
年齢等	推奨量	目安量	推奨量	目安量
0～5（月）	–	40	–	40
6～11（月）	–	60	–	60
1～2（歳）	90	–	90	–
3～5（歳）	110	–	110	–
6～7（歳）	140	–	140	–
8～9（歳）	160	–	160	–
10～11（歳）	190	–	190	–
12～14（歳）	240	–	240	–
15～17（歳）	240	–	240	–
18～29（歳）	240	–	240	–
30～49（歳）	240	–	240	–
50～64（歳）	240	–	240	–
65～74（歳）	240	–	240	–
75以上（歳）	240	–	240	–
妊婦（付加量）②, ③			+ 240	–
授乳婦（付加量）			+ 100	–

①プテロイルモノグルタミン酸（分子量＝441.40）の重量として示した
②妊娠を計画している女性，妊娠の可能性がある女性および妊娠初期の妊婦は，胎児の神経管閉鎖障害のリスク低減のために，通常の食品以外の食品に含まれる葉酸（狭義の葉酸）を400 µg/日摂取することが望まれる
③付加量は，中期および後期にのみ設定した

表7-1 ● 多量ミネラルの食事摂取基準-1（推奨量と目安量を抜粋）

	ナトリウム (mg/日，（ ）は食塩相当量 [g/日] ①)		カリウム (mg/日)		カルシウム (mg/日)			
性別	男性	女性	男性	女性	男性		女性	
年齢等	目安量	目安量	目安量	目安量	推奨量	目安量	推奨量	目安量
0～5（月）	100 (0.3)	100 (0.3)	400	400	–	200	–	200
6～11（月）	600 (1.5)	600 (1.5)	700	700	–	250	–	250
1～2（歳）	–	–	900	900	450	–	400	–
3～5（歳）	–	–	1,000	1,000	600	–	550	–
6～7（歳）	–	–	1,300	1,200	600	–	550	–
8～9（歳）	–	–	1,500	1,500	650	–	750	–
10～11（歳）	–	–	1,800	1,800	700	–	750	–
12～14（歳）	–	–	2,300	1,900	1,000	–	800	–
15～17（歳）	–	–	2,700	2,000	800	–	650	–
18～29（歳）	–	–	2,500	2,000	800	–	650	–
30～49（歳）	–	–	2,500	2,000	750	–	650	–
50～64（歳）	–	–	2,500	2,000	750	–	650	–
65～74（歳）	–	–	2,500	2,000	750	–	650	–
75以上（歳）	–	–	2,500	2,000	700	–	600	–
妊婦				2,000			+ 0	–
授乳婦				2,200			+ 0	–

① 高血圧および慢性腎臓病（CKD）の重症化予防のための食塩相当量の量は，男女とも6.0 g/日未満とした
※カルシウムの妊婦と授乳婦の数値は付加量を示す

表7-2 ● 多量ミネラルの食事摂取基準-2（推奨量と目安量を抜粋）

性 別	マグネシウム (mg/日) 男性		女性		リン (mg/日) 男性	女性
年齢等	推奨量	目安量	推奨量	目安量	目安量	目安量
0〜5 (月)	－	20	－	20	120	120
6〜11 (月)	－	60	－	60	260	260
1〜2 (歳)	70	－	70	－	500	500
3〜5 (歳)	100	－	100	－	700	700
6〜7 (歳)	130	－	130	－	900	800
8〜9 (歳)	170	－	160	－	1,000	1,000
10〜11 (歳)	210	－	220	－	1,100	1,000
12〜14 (歳)	290	－	290	－	1,200	1,000
15〜17 (歳)	360	－	310	－	1,200	900
18〜29 (歳)	340	－	270	－	1,000	800
30〜49 (歳)	370	－	290	－	1,000	800
50〜64 (歳)	370	－	290	－	1,000	800
65〜74 (歳)	350	－	280	－	1,000	800
75以上 (歳)	320	－	260	－	1,000	800
妊婦 (付加量)			+40	－		800
授乳婦 (付加量)			+0	－		800

表8-1 ● 微量ミネラルの食事摂取基準-1（推奨量と目安量を抜粋）

性 別	鉄 (mg/日) 男性		女性			亜鉛 (mg/日) 男性		女性	
年齢等	推奨量	目安量	月経なし 推奨量	月経あり 推奨量	目安量	推奨量	目安量	推奨量	目安量
0〜5 (月)	－	0.5	－	－	0.5	－	2	－	2
6〜11 (月)	5	－	4.5	－	－	－	3	－	3
1〜2 (歳)	4.5	－	4.5	－	－	3	－	3	－
3〜5 (歳)	5.5	－	5.5	－	－	4	－	3	－
6〜7 (歳)	5.5	－	5.5	－	－	5	－	4	－
8〜9 (歳)	7	－	7.5	－	－	6	－	5	－
10〜11 (歳)	8.5	－	8.5	12	－	7	－	6	－
12〜14 (歳)	10	－	8.5	12	－	10	－	8	－
15〜17 (歳)	10	－	7	10.5	－	12	－	8	－
18〜29 (歳)	7.5	－	6.5	10.5	－	11	－	8	－
30〜49 (歳)	7.5	－	6.5	10.5	－	11	－	8	－
50〜64 (歳)	7.5	－	6.5	11	－	11	－	8	－
65〜74 (歳)	7.5	－	6	－	－	11	－	8	－
75以上 (歳)	7.0	－	6	－	－	10	－	8	－
妊婦 (付加量) 初期			+2.5	－	－				－
妊婦 (付加量) 中期・後期			+9.5	－	－			+2	
授乳婦 (付加量)			+2.5	－	－			+4	

表 8-2 ● 微量ミネラルの食事摂取基準 -2（推奨量と目安量を抜粋）

| 性別 | 銅 (mg/日) | | | | マンガン (mg/日) | | ヨウ素 (μg/日) | | | |
| | 男性 | | 女性 | | 男性 | 女性 | 男性 | | 女性 | |
年齢等	推奨量	目安量	推奨量	目安量	目安量	目安量	推奨量	目安量	推奨量	目安量
0〜5 （月）	–	0.3	–	0.3	0.01	0.01	–	100	–	130
6〜11 （月）	–	0.3	–	0.3	0.5	0.5	–	130	–	–
1〜2 （歳）	0.3	–	0.3	–	1.5	1.5	50	–	50	–
3〜5 （歳）	0.4	–	0.3	–	1.5	1.5	60	–	60	–
6〜7 （歳）	0.4	–	0.4	–	2	2	75	–	75	–
8〜9 （歳）	0.5	–	0.5	–	2.5	2.5	90	–	90	–
10〜11 （歳）	0.6	–	0.6	–	3	3	110	–	110	–
12〜14 （歳）	0.8	–	0.8	–	4	4	140	–	140	–
15〜17 （歳）	0.9	–	0.7	–	4.5	3.5	140	–	140	–
18〜29 （歳）	0.9	–	0.7	–	4	3.5	130	–	130	–
30〜49 （歳）	0.9	–	0.7	–	4	3.5	130	–	130	–
50〜64 （歳）	0.9	–	0.7	–	4	3.5	130	–	130	–
65〜74 （歳）	0.9	–	0.7	–	4	3.5	130	–	130	–
75以上 （歳）	0.8	–	0.7	–	4	3.5	130	–	130	–
妊婦 （付加量）			+0.1	–		3.5			+110	–
授乳婦 （付加量）			+0.6	–		3.5			+140	–

表 8-3 ● 微量ミネラルの食事摂取基準 -4（推奨量と目安量を抜粋）

| 性別 | セレン （μg/日） | | | | クロム （μg/日） | | モリブデン （μg/日） | | | |
| | 男性 | | 女性 | | 男性 | 女性 | 男性 | | 女性 | |
年齢等	推奨量	目安量	推奨量	目安量	目安量	目安量	推奨量	目安量	推奨量	目安量
0〜5 （月）	–	15	–	15	0.8	0.8	–	2	–	2
6〜11 （月）	–	15	–	15	1	1	–	5	–	5
1〜2 （歳）	10	–	10	–	–	–	10	–	10	–
3〜5 （歳）	15	–	10	–	–	–	10	–	10	–
6〜7 （歳）	15	–	15	–	–	–	15	–	15	–
8〜9 （歳）	20	–	20	–	–	–	20	–	15	–
10〜11 （歳）	25	–	25	–	–	–	20	–	20	–
12〜14 （歳）	30	–	30	–	–	–	25	–	25	–
15〜17 （歳）	35	–	25	–	–	–	30	–	25	–
18〜29 （歳）	30	–	25	–	10	10	30	–	25	–
30〜49 （歳）	30	–	25	–	10	10	30	–	25	–
50〜64 （歳）	30	–	25	–	10	10	30	–	25	–
65〜74 （歳）	30	–	25	–	10	10	30	–	25	–
75以上 （歳）	30	–	25	–	10	10	25	–	25	–
妊婦			+5	–		10			+0	–
授乳婦			+20	–		10			+3	–

※セレン，モリブデンの妊婦と授乳婦の数値は付加量を示す

索 引

247

や〜ろ

わ

執筆者一覧

● 監修

佐々木雅也　滋賀医科大学医学部看護学科基礎看護学講座（生化・栄養）
　　　　　　滋賀医科大学医学部附属病院栄養治療部

● 執筆者 (掲載順)

馬場　重樹　滋賀医科大学医学部附属病院栄養治療部

神谷　貴樹　滋賀医科大学医学部附属病院薬剤部

星野　伸夫　滋賀医科大学医学部附属病院薬剤部

佐々木雅也　滋賀医科大学医学部看護学科基礎看護学講座（生化・栄養）
　　　　　　滋賀医科大学医学部附属病院栄養治療部

大井　彰子　滋賀医科大学医学部附属病院栄養治療部

丈達　知子　滋賀医科大学医学部附属病院栄養治療部

伊藤　明彦　東近江総合医療センター消化器内科

栗原　美香　滋賀医科大学医学部附属病院栄養治療部

エキスパートが教える
輸液・栄養剤選択の考え方

メディカルスタッフが知りたかった『なぜ？』

2020年3月15日　第1刷発行	監　修	佐々木雅也
2023年7月25日　第3刷発行		
	発行人	一戸裕子
	発行所	株式会社　羊　土　社

〒101-0052
東京都千代田区神田小川町2-5-1
TEL　03 (5282) 1211
FAX　03 (5282) 1212
E-mail　eigyo@yodosha.co.jp
URL　www.yodosha.co.jp/

ⓒ YODOSHA CO., LTD. 2020
Printed in Japan

ISBN978-4-7581-0909-3

装　幀　LIKE A DESIGN

印刷所　日経印刷株式会社

本書に掲載する著作物の複製権，上映権，譲渡権，公衆送信権（送信可能化権を含む）は（株）羊土社
が保有します．
本書を無断で複製する行為（コピー，スキャン，デジタルデータ化など）は，著作権法上での限られ
た例外（「私的使用のための複製」など）を除き禁じられています．研究活動，診療を含み業務上使用
する目的で上記の行為を行うことは大学，病院，企業などにおける内部的な利用であっても，私的使
用には該当せず，違法です．また私的使用のためであっても，代行業者等の第三者に依頼して上記の
行為を行うことは違法となります．

JCOPY　＜（社）出版者著作権管理機構　委託出版物＞
本書の無断複写は著作権法上での例外を除き禁じられています．複写される場合は，そのつど事前に，
(社) 出版者著作権管理機構 (TEL 03-5244-5088, FAX 03-5244-5089, e-mail：info@jcopy.
or.jp) の許諾を得てください．

乱丁，落丁，印刷の不具合はお取り替えいたします．小社までご連絡ください．